ちくま学芸文庫

# 引き裂かれた自己

## 狂気の現象学

R.D.レイン
天野 衛 訳



筑摩書房

THE DIVIDED SELF

*An Existential Study in Sanity and Madness*

by

R. D. Laing



Japanese translation published by arrangement with
The R.D. Laing Estate through The English Agency (Japan) Ltd.

目次

# 序文

この本は実存主義的心理学と実存主義的精神医学に関する叢書の一冊目であり、その叢書において、多くの著者たちが、この分野に貢献する独創的な発表をすることになっている。

この本は統合失調気質〔schizoid〕や統合失調症〔schizophrenia〕に関する研究である。その基本的な目的は、狂気および狂気にいたる過程を了解可能なものにすることである。はたしてこの目的が達成されているかどうかについては、読者によって考えはさまざまであろう。しかし私としては、そもそもこの本の目的ではないような点についての評価は控えていただきたいと願っている。特に、統合失調症について、包括的な理論を展開することが私の目的ではない。また、体質とか器質に関する側面を研究するつもりもないし、これらの患者と私自身との関係や、私自身の治療法を述べようとしたわけでもない。

私のもうひとつの目的は、いくつかの型の狂気について、平易な言葉で実存主義的な説明をすることである。この点に関してはこの本が初めてのものであると思う。初めの数章においては、多くの読者に奇異な感じを与える言葉が二、三あるだろうが、私としてもこのような言葉の使用には十分に気をつけたつもりであるし、やむをえない場合以外は、なるべくそういう言葉を使わないようにした。

誤解を避けるために、私が目的としなかった点について、ここでふたたび簡単に指摘しておいたほうがよいだろう。すなわち、実存主義的著作や現象学的著作に詳しい読者なら直ちに気づかれるであろうが、この研究はある特定の実存哲学をそのまま応用したものではない。たとえば、キェルケゴール、ヤスパース、ハイデッガー、サルトル、ビンスワンガー、ティリッヒなどの研究からは、かなり逸脱している点もあるのだ。

この細かい点での逸脱うんぬんを論ずることは、当面の私の課題からそれることになろう。このような議論は別のところですべきものである。しかしながら、知的な点において主に実存主義の伝統の恩恵を受けていることは認めなければならない。

ここで私は、この本で扱った患者およびその両親に対して、感謝の意を表したいと思う。私がこの本のなかで言及した人たちは、皆すすんでこの出版に賛成してくれた。姓名、場所など、身元を示すようなものはすべて変えてあるが、これがフィクションではないということは保証してもよい。

アンガス・マックニヴン博士とT・ファーガソン・ロジャー教授が、この研究の臨床面の基礎のために諸設備を提供してくれたこと、さらに励ましをいただいたことに対して、謝意を表したいと思う。

この研究の基礎となった臨床面での研究は、一九五六年以前に、すなわち私がタヴィストック・クリニックの副医師になる以前に、すべて完了していた。そのときＪ・Ｄ・サザーランド博士は、最終稿の準備に秘書の助力が得られるようにと、寛大な処置をしてくれた。本稿が完成して以来、多くの人に読んでいただき、多くの励ましと有益な批評をいただいたが、紙面の都合上その名前をすべて挙げることはできない。ここではただ、私の原稿に建設的な「反応」をいただけたことに対して、特にカール・アベンハイマー博士、マリオン・ミルナー夫人、Ｔ・ファーガソン・ロジャー教授、Ｊ・ロマーノ教授、チャールズ・ライクロフト博士、Ｊ・ショールスタイン博士、Ｊ・Ｄ・サザーランド博士、およびＤ・Ｗ・ウィニコット博士に感謝したいと思う。

Ｒ・Ｄ・レイン

# ペリカン版への序文

一度にすべてを語ることはできない。私がこの本を書いたのは二十八歳のときだった。私が何よりも伝えたかったのは、精神病と診断された人を理解することは、一般に考えられているよりもはるかに可能だということであった。この本は社会的文脈、とくに家族との力関係を理解可能にしたのだが、今から思うと、ある種の統合失調気質の人間に焦点をあてて述べようとしたときですら、私はすでに、みずから避けようとしていた罠《わな》にある程度、はまっていたのである。この本では、もっぱら「彼ら」について書き過ぎていて、「われわれ」について語ることが少な過ぎたのだ。

フロイトはわれわれの文明は抑圧的なものだと主張した。社会的調和が求めるものと、われわれの本能的エネルギーとくに性的エネルギーが求めるものとの間には、矛盾が存在する。フロイトはこの対立に容易な解決策を見いだせず、われわれの時代には人間どうしの自然な愛の可能性は、もう無くなってしまったのだと信じるようになっていた。

われわれの文明は、本能や性ばかりでなく、どんなタイプの超越も抑圧する。哲学者マルクーゼのいう体制順応型の一次元的人間の社会では、完全には否定することも忘れることもできない他の次元を強く経験している人間は、他人に破壊される危険にさらされるか、自分の知っていることに背いてしまう危険があるのだ。

われわれ現代人が正常・正気・自由と呼んでいる「狂気」が幅をきかせている文脈においては、われわれのあらゆる参照枠が両義的で疑わしいものなのだ。

たとえば、左翼である「アカ」（Red）になるより「死」（dead）を選ぶ人間が正常と言われ、自分の魂を失ったという人間が狂気と言われる。人間は機械であると言う人は科学者かもしれないが、自分は機械であると言う人は精神医学の用語では「離人症」とされる。黒人を劣等だと言う人間は広く尊敬されるかもしれないが、自分の皮膚の白さをガンの一種だと言う人間は狂気とされるのである。

ある精神病院に入院していた十七歳の少女は、自分は体内に原子爆弾を抱えているので怖くてしょうがないという。これはもちろん妄想である。しかし、自分は最後の審判を下す最終兵器をもっていると思い上がり、われわれを脅しにかかる政治家のほうがはるかに危険であり、「精神病」というレッテルを貼られた多くの人たちより、はるかに「現実」ばなれしているのである。

精神医学は、超越・真の自由・真の人間的成長の側に立つことができるし、現にそうしている精神科医もいる。しかし精神医学は、いとも簡単に洗脳の技術となりうるし、肉体を傷つけずにすむような拷問によって、社会に適応した行動を引きだす技術ともなりうるのである。拘束衣が破棄され、ドアは施錠されず、脳のロボトミー手術がほとんど廃止されている最高の病院でも、代わりにもっと繊細なロボトミーと精神安定剤を導入しているだけかもしれないのだ。つまり患者の内側に精神病院のかんぬきと施錠されたドアが設置されるのである。かくて私は、われわれの「正常」で「適応した」状態は、ほとんどすべてと言っていいほど恍惚を放棄することであり、自分の潜在能力を裏切ることなのだということを強調したい。つまり、われわれの多くは、偽りの現実に適応するために偽りの自己を獲得することに成功し過ぎているのだ。

しかし、ここまでにしよう。この本はかつての若者の作品である。私が当時より年を取っているとしても、私はまた当時より若返ってもいるのである。

ロンドンにて　一九六四年九月

# 謝辞

以下の方々および各社に感謝申し上げたい。

メダルト・ボス著『性的倒錯』からの引用許可に関しては、著者およびグリューネ&ストラットン社に。ヘーゲル著・バイイ訳『精神現象学』に関しては、ジョージ・アレン&アンウィン社に。クレペリン著『臨床精神医学講義』に関しては、バイイールおよびチンダル&コックス社に。『ジークムント・フロイト精神医学全集』第十八巻の『快楽原則の彼岸』に関しては、ホガース・プレス社および精神分析研究所に。メダルト・ボス著『夢』およびジャン゠ポール・サルトル著『想像力の問題』に関しては、ライダー&Co.社に。ライオネル・トリリング著『敵対する自己』に関しては、マルチン・ゼッカー&ワールブルク社に。

また*Psychiatric Quarterly*, 30, 211-66に掲載されたヘイワード博士とタイラー博士の論文「集中的な精神療法についてのある統合失調症患者の言葉」の一部を、第10章に引用したことに対して、寛大なる許可をいただいたことに感謝申し上げたいと思う。

# 凡例

一、原文でイタリックになっているところは傍点で示した。
二、原文中、“ ”は「 」で、また（ ）は（ ）とし、書名は『 』とした。
三、本文中、原語のニュアンスを示さなければ理解しにくいと思われた箇所には、〔 〕で原文を挿入した。
四、人名の後に（ ）で示した年号は、当該論文の発表年号である。巻末の参考文献を参照されたい。
五、原注は本文中に注番号を付し、巻末にまとめた。

# 引き裂かれた自己——狂気の現象学

私はここに主観的な著作を発表するのであるが、同時にそれは、あくまでも客観性へと向かうものである。

E・ミンコフスキー

# I

第1章　人間科学の実存主義的‐現象学的基礎

統合失調気質〔schizoid〕という言葉は、その人の経験の総体が二つの主要な側面において引き裂かれている人間について用いられる。まず第一に、彼と世界との関係に分裂が存在し、第二に、彼と彼自身との関係に分裂がある。このような人は、他人「と共に」いる自己、あるいは世界「にくつろいで」いる自己を経験することができず、逆に絶望的な孤独と孤立のうちに自己を経験する。さらに、彼は完全な人格としてよりもむしろ、多くの面で「引き裂かれた」ものとして、また多かれ少なかれ肉体との結合のうすれた精神として、また二つ以上の自己などとして、自己を経験する。

この本は、何人かの統合失調気質の人間と統合失調症患者について、実存主義的‐現象学的な説明をせんとするものである。しかしながらこの説明を始める前に、この本における研究方法を、いままでの公式的な臨床精神医学や精神病理学と比較しておく必要がある。

実存主義的現象学の目的は、世界および自己についての人間の経験の本質を明らかにすることである。それは彼の経験のある特定の対象を記述することではなく、むしろあらゆる特殊な経験を彼の世界内存在全体の文脈の中に置いてみることである。統合失調症患者の狂気の言葉や狂気の行為は、彼の実存的な文脈を理解しなければ、本質的にはいつまでも閉じられた書物のままであろう。狂気へといたるある過程を記述する際に、私は次のことを示すだろう。すなわち、正気な統合失調気質の人の世界内存在のあり方から、精神病者の世界内存在のあり方への移行には、理解可能なところがあるということである。私もこれまでの習慣に従って、正気の状態には統合失調気質という言葉を、精神病の状態には統合失調症という言葉をそれぞれ使い分けるのであるが、もちろんこれらの言葉は普通の臨床精神医学の論議体系の中で使っているのではなく、現象学的、実存主義的に使っているのである。

臨床面での重点は、統合失調気質のあり方や、そこから本当の統合失調症になっていく諸過程のうち、ほんの二、三のものにしか置かれていない。しかし、この本で扱う人たちが身をもって引きうけた問題に関する記述を読めば、次のことがわかるはずである。すなわち、これらの問題点は、現在のような臨床精神医学・精神病理学の方法では把握できないのであって、彼らの真の人間的関係と意味とを明らかにするには、実存主義的－現象学的方法が必要なのだ。

この本では、私はなるべく直接的に患者そのものへと向かっていったので、精神医学や精神分析学に関して特に生ずる歴史的、理論的、実践的諸問題についての議論は最小限におさえた。われわれがこの本で直面するたぐいの人間の悲劇は、いまだ十分な明確さをもって発表されたことがない。したがって、あらゆる考察のまえに、私としては、まず純粋に説明的な課題を果たしておかねばならないように思う。そこでこの章では、決定的な誤解を避けるのに必要な、この本の基本的な方向について述べることにする。その際、私は二つの方面の人たちを念頭に置いている。すなわち、一方では、この本で扱うような「症例」には詳しいけれども、その「症例」をこの本のように人間として見ることには慣れていない精神医学者を念頭に置き、他方では、精神病的な人をよく知っており同情してはいるけれども、「臨床素材」としては会ったことがないような人たちを念頭に置いているのである。そのいずれの方面に対しても、私の説明がいくぶん不十分なものになるであろうことは避けられない。

　ひとりの精神医学者として、私はまず出発点において大きな困難に直面する。すなわち、私が使う精神医学的な言葉が、患者に私から一定の距離を取らせるとしたら、私はいかにして患者の心に真っ直ぐに近づくことができようか。その患者の生の意味を、特殊な臨床的な存在へと限定してしまうような言葉しか使えないとしたら、その患者の状態がもつ普遍的人間的な関係と意味とを、いかにして説明することができようか。精神医学的・精神分析学的な用語に対する不満はかなり一般的になってきており、それらの用語をよく使う人たちの間ですら不満がもたれている。精神医学や精神分析学の用語では、人が「本当に意味する」ことを十分に表現しきれない、と多くの人が感じているのだ。これに対して、口で言えることと考えることとは別であると弁解するのは、一種の自己欺瞞である。

それゆえ、現在使われているいくつかの用語を吟味することから始めるのがよいだろう。哲学者ヴィトゲンシュタインが言ったように、思想とはすなわち言語に他ならない。専門用語はある言語の中のひとつの言語にすぎない。この専門用語を考察することは、同時に、その言葉が暴露したり隠蔽したりしている現実を発見する試みともなるだろう。

現在、精神医学の患者に関する記述に使われている専門用語の最大の難点は、この本で扱うべき実存的分裂と類比的なやり方で、言葉によって人間を引き裂くような単語からできているという点である。しかし統一的全体という概念から出発しなければ、実存的分裂を正しく説明することはできないのである。ところが現在のところ、このような統一的全体という概念は使われていないし、現在の精神医学や精神分析学の言語体系のうちではこの概念を表現することもできない。

いま使われている専門用語は、他人や世界から切り離された人間、すなわち本質的には他人や世界と「関係して」いない存在としての人間に関する言葉であるか、あるいはこの切り離された存在の諸側面が誤って実体化されたものに関する言葉であるかのいずれかである。たとえば、精神と身体、精気〔psyche〕と肉体〔soma〕、心理学的と物理学的、人格・自己・有機体などの言い方がそれである。これらの用語はすべて抽象物である。「わたし」と「あなた」という本来の結合の代わりに、孤立した一人の人間をとりだし、その諸側面を「自我」、「超自我」、「イド」などへと概念化する。他人は内的対象か外的対象、あるいはその両者の融合とされる。しかし、ひとつの精神装置ともうひとつの精神装置との相互作用などという観点によって、いかにしてわたしとあなたの関係を正しく語りえようか。また、精神装置の部品どうしの障害などという観点によって、自己に対して何かを隠したり自己を欺いたりすることの意味を、そもそもいかにして語りえようか。これは古典的フロイト主義のメタ心理学の難点であるばかりでなく、世界や他人との関係から抽象されている人間から出発する、あらゆる理論の難点でもある。われわれはすべてその個人的経験によって、人は世界の中で、あるいは世界を通してのみその人でありうる、ということを知っているのだ。そしてわれわれには、「いわゆる」世界はわれわれがいなくても存続するだろうが、「われわれの」世界はわれわれと共に消滅するという感覚がある。ある人の世界における、他人と関係しているものとしての自己の根源的経験を、全体を正しく反映するような言葉で扱おうとしてきたのは実存思想だけである。実存主義的には、具体的人間は、その人の実存、世界内存在とみなされる。他人との関係の中にあり、初めから世界の「内」にある人間という概念から出発し、また、人は「その人の」世界なしでは存在せず、その人の世界はその人なしでは存在しないということを理解しなければ、われわれの統合失調気質の人間や統合失調症患者に関する研究は、統合失調症的世界内存在の全体性の分裂に匹敵するような、概念上の分裂に陥るはめになる。さらに、そのようにしてばらばらにした部分をふたたび統合しようとする言語上、概念上の仕事は、統合失調症患者が崩壊した自己と世界とをふたたび統合しようとする、絶望的な努力に対応するものだ。要するに、それはすでに粉々になってしまった民話のハンプティ・ダンプティであって、精神‐物理学的、精神‐身体医学的、精神‐生物学的、精神‐病理学的、精神‐社会的などという、ハイフンによる複合語をいくら使ってみても、もはや元どおりにすることはできないのである。

もし以上のことが正しいとすると、そのような統合失調気質的な理論がどのようにして生じてくるのかを見ておくことは、統合失調気質的経験を理解することと大いに関連があるということになろう。以降、私はこの問いに答えるために現象学的方法を用いるだろう。

人間の存在（以下、「存在」という言葉は、ある人がそれであるところのすべて、という意味に使う）は、いろいろな観点から見ることができるし、あるひとつの局面に焦点をしぼることもできる。さて、同じ事柄でも異なった観点から見れば、二つの全く異なった記述を生みだし、その記述がまた二つの全く異なった理論を生みだし、その結果として二つの全く異なった行動を引きだす。すなわち、ある事物を見る最初の観点が、その事物に対するその後の態度をすべて決定してしまうのである。あるひとつの両義的で不明確な図柄を考えてみよう。

この図にあるのは、花瓶のようにも見えるし向かい合った二つの顔のようにも見える、紙に描かれたあるひとつのものである。紙の上には二つのものがあるわけではない。ひとつのものしかないのに、われわれの印象に応じて、二つの異なった対象を見ることができるのである。ある物体における全体と部分の関係は、他の物体におけるその関係とは異なっている。この顔を描く場合には、われわれは上から下へ、額、鼻、上唇、口、あご、首と描いてゆくことになる。しかし見方を変えれば、この同じ線が花瓶の片側にも見えるのだが、われわれが描いたのは花瓶の片側ではなく、顔の輪郭だったのである。

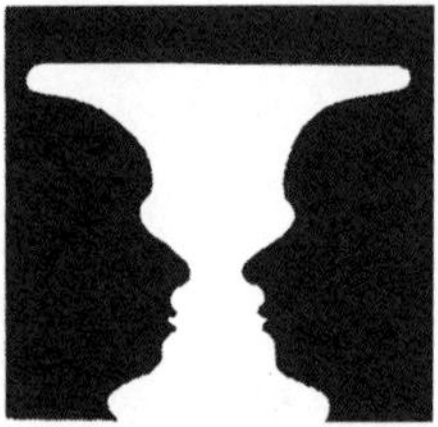

さて、あなたが私の前に坐っている場合、私はあなたを私と同じようなもうひとりの人格として見ることができる。ところが、その同じあなたが変化したり振舞いが変わったりしなくても、その同じあなたをひとつの複雑な物理化学的体系として見ることもできる。この体系にも独自の特質はあるであろうが、それでも化学的体系であることに変わりはない。このような見方をした場合には、あなたはもはや人格としての人間ではなく、ひとつの有機体である。実存主義的現象学の言葉で言えば、人間としてあるいは有機体として見られる他人は、異なった志向作用〔intentional act〕（意識がつねに何かに向かう働き）の対象

なのだ。二つの異なった存在あるいは実体の共存、すなわち精気と肉体の共存という意味での二元論が成立しているわけではない。二つの異なった経験的ゲシュタルト（全体概念）として、人間と有機体とがあるということである。

ある人の、有機体に対する関係は、人間に対する関係とは違う。花瓶の片側を描くことが横顔を描くことと違うように、有機体としての他人の記述は、人間としての他人の記述とは違う。同様に、有機体としての他人に関する理論は、人間としての他人に関する理論とは全く違ったものになる。有機体に対する行動も人間に対する行動と違ってくるのである。人格としての人間に関する学問〔science of person〕とは、人間としての他人との関係から出発して、人間としての他人を説明する研究である。

たとえば、他人の話を聞いている場合、人は、(a)神経過程や言語機構全体との関係でその言語を研究しているのかもしれないし、(b)他人の話の内容を理解しようとしているのかもしれない。後者の場合、言語化の絶対必要条件として進行しているはずの、有機体としての変化に関する説明などは、話の内容を理解することには何の役にも立たない。逆に、その人の話の内容が理解できても、脳細胞の酸素代謝の仕組みを知る役には立たない。すなわち、ある人の話の内容を理解することが、それに対応する有機体の変化の説明の代わりにはなりえないし、その逆もまたありえないのである。ここでもまた心身二元論は問題にならない。人格的説明と有機体的説明のような二つの説明は、他人の言葉に関するものであろうと、その他の観察可能な動作に関するものであろうと、それぞれ最初の自分の志向作用の結果なのである。それぞれの志向作用が固有の方向へ展開して、独自の結果を生みだすのである。人は他人に対して彼が「求めて」いるもののあらゆる文脈のうちで、あるひとつの観点なり志向作用なりを選びとるのである。有機体として見られた人間と、人格として見られた人間とは、その研究者に対して人間存在の異なった側面を見せる。方法論的には両方とも可能であるが、両方を混同することのないように警戒しなければならない。

人格としての他人は、責任および選択能力のあるものとして、要するに、自律的行為者として見られる。有機体として見られる場合には、その有機体に起こる事柄はすべて複合体のなんらかのレベル——原子・分子・細胞・器官系・有機体——での概念化が可能である。人格的に見られる場合の行動が、その人の経験や意図との関連で考えられるのに対して、有機体的に見られる場合の行動は、筋肉の収縮弛緩などとしてしか考えられない。したがってこの場合には、経験ではなく過程を問題にしているのである。それゆえ有機体として見られた人間には、欲望・恐怖・希望・絶望などの余地がない。こうした説明の行きつく先は、世界に対する人間の意図ではなくて、ひとつのエネルギー系におけるエネルギーの量である。

有機体として見た人間は物の複合、それら〔its〕の複合でしかない。そして有機体内部の究極的な過程は、それ‐過程〔it-processes〕でしかない。それ‐過程に関する非人格的な言葉に翻訳することによって、その人間についての理解をいくらかは深めることができるという錯覚が、広く見うけられる。理論的には立証されていないにもかかわらず、他人についてのわれわれの人格的経験を非人格的説明へと翻訳しようとする傾向は依然として存在している。機械との類比や生物との類比をその「説明」に使うことによって、そういう翻訳をするのである。しかし、ここで私は機械との類比や生物との類比そのものに反対しているわけでもないし、人間を複雑な機械や動物として見るという、ひとつの志向作用を非難しているわけでもない。私の主張は次の論点につきる。人格としての人間に関する理論は、機械としての人間や、それ‐過程の有機的体系としての人間に関する説明に陥るならば、その本来の道を見失ってしまうし、またその逆も言えるということだ（Brierly, 1951 参照）。

物の世界を人格化し、動物の世界に人間的意図を読みとろうとする傾向に対して、それ‐過程についての物理学的、生物学的諸科学が全般的な勝利を収めた一方、人格に関する真の学問が、人格を非人格化し事物化するという根強い傾向のために、いまだにほとんど発展していないということは驚くべきことである。

のちにわれわれは、自動装置、ロボット、機械部品、動物などとしてしか自己を経験することのできない人たちを問題にするだろう。このような人たちは当然のことながら狂気とみなされている。しかし、人格としての人間を自動装置や動物に変えようとする理論を、われわれはなぜ同じように狂気とみなさないのであろうか。自己および他人を人格として経験することは根源的なことであり、自明なことである。このような経験がいかにして可能であるのかとか、いかにして説明されうるのかなどという科学的、哲学的困難よりも先に、まずこの経験が存在するのだ。

哲学者マクマレー（1957）が「生物学的類比」と呼んだものが、われわれの思考全体をどれほど根強く支配しているかを説明することは、確かにむずかしい。マクマレーは次のように書いている、「科学的心理学の出現は、有機体的統一の概念から人格的統一の概念への変化に対応するものであろう」（p. 37）。また、ある個人を物や有機体としてではなく、人格として考え、経験することができるはずであり、特に人格的なこの統一形式を表現する方法がなければならない、と言っている。したがってこの本におけるこれからの課題は、「人格的なものの統一性を整合的に考えうるような論理的形式」（p. 37）がいまだ将来の課題である現在の時点で、非人格化、人格崩壊などを完全に人格的に説明しようとする、恐ろしく困難な課題なのである。

もちろん精神病理学にも非人格化や人格分裂についての多くの記述がある。しかし、どの精神病理学理論もみずからの前提による人格の歪曲を完全に克服することはできない。たとえその前提そのものを否定しようとしても同じことである。なぜなら精神病理学と名のる以上、「精気（精神装置あるいは精神の内なる構造）」を前提とせざるをえないからである。それはまた、虚構の「物」あるいは体系にもとづく思考によって事物化を行なうか否かにかかわらず、客体化というものが、人格としての他人の適切な概念化なのだということを前提とせざるをえない。さらにこの概念モデルは、健康な有機体の機能や病気の有機体の機能などのあり方と類比的な、ある機能の型を前提しなければならない。これらの比較がたとえ多くの部分的類似を含むものであっても、精神病理学はその本質からして、患者の人格解体を人格的統一の失敗としてとらえる可能性を、初めから排除してしまうのである。熱湯によって氷を作ろうとするようなものなのだ。他ならぬ精神病理学そのものが、精神病理学者が避けようとしてきた二元論、事実明らかに誤りである二元論をいつまでも存続させるのである。この二元論は精神病理学の論議体系の内部では避けがたいことである。たとえ避けることができたとしても、それはある用語を他の用語に還元するだけの一元論に陥るにすぎず、ただ誤謬の渦巻にひとひねり加えるだけなのだ。

「客観性」をもち続けなければ科学的ではありえないといわれるかもしれない。人格的存在に関する真の学問〔science〕は、できるだけ偏見のないよう努力しなければならない。物理学や他の諸科学は、人間に関する学問がその分野にふさわしい公正さを求める権利を認めねばならない。たとえ、われわれの研究の「対象」である人格としての人間を非人格化するという意味で、「客観的」にならねば公正な学問でないといわれても、科学的になりたいばかりに科学的になろうとする誘惑には、断固として抵抗しなければならない。人格に関する理論を目的とする学問における非人格化は、統合失調気質による他人の非人格化と同様に誤りであり、根本的にはひとつの志向作用なのである。たとえ科学の名によって行なわれても、このような物象化は誤った「知識」を生む。これは事物を人格化する誤謬と同様に、感情的虚偽〔pathetic fallacy〕である。

人格的、主観的という言葉が、他人を人格として見るという真の行動を伝えるのに役立たない（真の行動を伝えようとすれば「客観的」という言葉に立ち戻らねばならない）というそしりを受けていることは、不幸なことであり、主観的、人格的という言葉を使うことは、他人についての研究に主観的な感情や態度をもち込むことによって、他人に関する知覚を歪めるという非難がなされていることも、不幸なことである。名声高い「客観的」、「科学的」という言葉に対して、悪評高き「主観的」、「直観的」などの言葉があり、最悪のものとして「神秘的」という言葉がある。たとえば、「単に」主観的という言い方はよく見受けるが、「単に」客観的という言い方がほとんどないのは興味深いことだ。

いままでの最も偉大な精神病理学者はフロイトである。彼は英雄であった。彼は「黄泉《よみ》の国」へと降りていって、なまの恐怖に出会った。彼は、これらの恐怖を石に変えてしまうギリシア神話の女怪メドゥーサの頭として、その理論をたずさえて現れたのである。フロイトに続くわれわれは、彼がもち帰り手渡してくれた知識の恩恵にあずかることができる。われわれは、この防衛手段とも見える理論なしでもやってゆけるのかどうかを見定めねばならない。

## 人格としての患者に対する関係、あるいは物としての患者に対する関係

実存主義的現象学は、自分の実存あるいは他人の実存を問題とする。その他人が病人である場合、実存主義的現象学は、その患者がみずからの世界において自己であるあり方を、再構成する試みとなる。ただし治療関係においては、その患者が私と共にあるあり方に焦点がおかれることになろう。

患者はさまざまな悩みをもって精神科医のところへくる。その悩みは非常に特殊なもの（「私はどうしても飛行機からとび降りる気になれない」）から、非常に散漫なもの（「どうしてここに来たのかわかりません。間違っているのは私なんだろうと思います」）まで、さまざまである。しかし患者が最初に口にする悩みがいかに特殊な、あるいは散漫なものであろうと、彼はその実存、世界内存在を、丸ごと治療の場面にもちこんできたのである。意図的にそうしたのかどうかは別問題だ。また、患者の存在の諸側面がどのように結合しているのかは明確でなくても、われわれはそれらの側面が互いに関連しあっていることを知っている。他人の「世界」がどういうものかを鮮明にし、その世界における彼の存在のあり方を明快

に表現することは、実存主義的現象学の課題である。そもそもの出発点において、ある人の存在の幅や拡がりに関する私自身の観念は、彼の観念とは一致しないかもしれないし、他の精神科医とも一致しないかもしれない。たとえば、私はどんな人間も始めと終わりのある有限なものとみなしている。人間は生まれ、そして死んでいくものである。その間、人間はみずからをこの時間、この場所に結びつける肉体をもっている。このことはすべての人間にあてはまると私は考える。異なった人間に逢うたびに、このことを再確認しようなどとは考えない。実際、これらのことは立証も反証もできないことなのだ。かつて私はある患者を扱ったことがあるが、自己の存在の地平についての彼の観念は、自分の誕生と死との彼方にまで及ぶものであった。彼が言うには、彼は単に「想像上」ではなく「実際に」、本質的にはひとつの時間、ひとつの場所に限定されてはいないというのである。私は彼を精神病とは思わなかったし、彼が誤っていると証明することもできなかった。しかし、人間の存在に関するその人自身の概念や経験と、その人の存在に関するわれわれの概念や経験とが、非常に違ったものだということを知ることができるのは、実際上かなり重要なことである。これらの場合、われわれの世界における対象として、すなわち、われわれ自身の論議体系の内部で他人を見るよりも、むしろ他人の論議体系の中にわれわれ自身を位置づけることができねばならない。誰が正しくて誰が誤っているかを即断するまえに、この位置づけをやり直すことができねばならない。この能力は、精神病を扱う場合には明らかに絶対的な必要条件である。

人間存在にはもうひとつの側面があり、これは他の治療法に比べて、精神療法において決定的に重要なものである。すなわち、人間はすべて他の人間とは別の存在であると同時に、他の人間に関係しているものであるということである。この独立性〔separateness〕と関係性〔relatedness〕とは相互に必要としあうものである。人格的な関係性は、独立してはいるが孤立してはいない存在者の間にのみ存在しうる。われわれは孤立した全く別個の存在でもないし、逆に同じひとつの肉体の部分というわけでもない。他人に対する独立性と同時に、関係性がわれわれの存在の本質面ではあるが、ある特定の人間がわれわれの存在にとっての必要部分というわけではない。この点にパラドックス、潜在的に悲劇的なパラドックスが存在するのだ。

精神療法とは、患者の存在のこういった側面を、すなわち他人に対する彼の関係性を治療の目的とするような活動である。関係性は潜在的には誰にでもあるものなのだから、明らかに療法士の存在を認識していないような、無言の緊張病患者と何時間も向かい合っていても、時間の浪費ではないとするのが精神療法士の原則である。

## 第2章　精神病の理解のための実存主義的－現象学的基礎

現在使われている精神医学の専門用語には、もうひとつ別の特徴がある。精神病のことを、社会的生物的適応の失敗、極度の悪循環、現実との接触の喪失、病識の欠如、などと表現するのがそれである。心理学者ヴァンデンベルク（1956）が言ったように、これらの用語はまさに「人格侮辱の言葉〔vocabulary of denigration〕」である。これらの人格侮辱は、少なくとも十九世紀的な意味での道徳的な侮辱ではない。事実、多くの点でこれらの言葉は、自由、選択、責任などに関する考察を避けようとした結果である。しかしこれらの用語には、精神病者には到達することのできない、ある標準的な人間のあり方という意味が含まれている。事実私も、「人格侮辱の言葉」に含まれているすべての意味に反対しているわけではない。誰かを精神病だというときに、われわれが暗黙のうちに行なっている判断に対して素直であることも結構だろう。ある人が狂気であると立証する際に、彼の心が不健全であり、自己および他人に対して危険であり、精神病院での看護と注意が必要だという書き方を私がしたとしても、私は別に言葉を濁しているわけではない。ただ、同時に私は次のことを知っている。すなわち私の考えでは、正気と考えられているが心は全く不健全であり、自己および他人に対して狂人以上に危険であるのに、社会的には精神病とも精神病院に入れた方がよいとも考えられていない人たちがいるということである。また私は次のようなことも知っている。すなわち妄想を抱いていると言われる人は、その妄想によって真理を語っているのかもしれないのである。何ら比喩的な意味ででではなく、文字通り真理を語っているのかもしれない。統合失調症患者の砕かれた心は、心を閉ざした正気の人の健全な心には入ってこないような光を、受け入れるのかもしれない。預言者エゼキエルは、哲学者ヤスパースに言わせると、統合失調症だったのである。

私はここで精神医学者としての個人的苦労を告白しなければならないが、この苦労はこの本の背後いたるところに横たわっている。すなわち、慢性統合失調症を別にすれば、私の面接した人たちに精神病の「徴候と症候」を見いだすことは困難だったということである。これは私の側の欠陥であり、私が賢くないから幻覚や妄想などをとらえられないのだと私は考えていた。精神病者との私の経験を教科書による精神病の説明と比較すると、私に対する精神病者の振舞い方のようなものは、教科書には書いていないのであった。おそらくその著者が正しくて、私の方が間違っているのだと私は考えていた。しかし、それから私はその著者の方が間違っていて、私の方が正しいのかもしれないと思うようになった。

次のようなことが事実ではないだろうか。

普通の教科書には、精神医学者を含むあるひとつの行動領域の人々の行動に関する記述が載っている。患者の行動というものは、ある程度精神医学者の行動の関数である。平均的な患者とは、平均的な精神医学者・平均的精神病院との関数である。統合失調症に関する精神医学者ブロイラーのすぐれた記述のもとになっている型紙とでもいうべきものは、「どうみてもその患者は庭の鳥より疎遠な感じがした」という彼の言葉である。

患者に対するブロイラーのアプローチ法は、精神科以外の医者が臨床例にアプローチする場合と同じような敬意、丁重さ、思いやり、科学的好奇心によるものであった。しかし患者は病気にかかっており、病気の徴候を観察してその状態を診断することが問題とされている点には変わりはない。多くの精神医学者はこのアプローチを当然のことと考えているから、私が何を言おうとしているのか判らないかもしれない。もちろん他の流派もあるけれど、ここイギリスでは、上に述べたようなアプローチの仕方がもっとも一般的である。確かにこれは医学関係以外の人たちからは当然と考えられているアプローチである。私はここでは精神病者について語っているのである（すなわち、多くの人があなたや私にではなく、彼ら自身に語るように）。精神医学者は反対の意見や見解、態度にお世辞を言うことはあっても、実際には依然として上に述べたようなアプローチを続けている。さて、このアプローチには良いところも安全なところも多いのであるから、専門臨床医の態度としては他にもあるとか、このようなアプローチは誤りであるとかいう見解に対しては、それを十分に吟味する権利は誰にもある。患者が行動によって自己を露わにするときに、その感情のしるしをとらえることにだけ困難さがあるのではない。すぐれた臨床医なら、患者が不安なときには血圧が高くなり、脈が速くなるなどの事実を考慮に入れているだろう。問題の難点は、「心」を診察するときや、有機体としての人間全体を診察するときですら、相手についての自分の個人的感情の性質には関心をもたないという点である。これらの感情はすべて無関係なものとして無視されてしまう。人は多かれ少なかれ平均的な見解や態度をとり続けるものである。

古典的な臨床精神医学の態度が、原理的には心理学者クレペリン以来変わっていないということは、次の文章を最近のイギリスの精神医学教科書（たとえば、Mayer-Gross, Slater, Roth）と比較してみればわかる。

以下に載せるのは、緊張病の興奮状態にある患者についての、クレペリン（1905）による講義である。

今日諸君に示す患者は、股をひろげて足の外側で歩くので、かついで運び入れてやらねばならないほどです。彼は入ってくるなりスリッパをぬぎすて、大声で讃美歌を歌いながら、二度（英語で）叫ぶ、「わが父よ、わが真なる父よ！」。彼は十八歳で、オーバー・レアルシューレ（高等実科学校）の生徒であって、背は高く、かなりがっしりしているが、顔色は青白く、瞬間的に顔を赤らめることがよくある。彼は目を閉じて坐り、まわりのものには関心を示さない。話しかけられても目を上げず、答えは初めは小声であるが、だんだん大声で叫び出すようになる。どこにいるのかと問うと、「あなたもそれが知りたいのか。誰が測定されているのか、誰が測定されようとしているのかを話そう。私はそれをすべて知っていて、話すこともできるが、しかし話したくはない」と答える。彼に名前を聞くと、「あなたの名前は？ 彼は何を閉じているのか。目を閉じている。彼は何を聞いているのか。彼は理解できない。彼はわからない。どのように？ 誰が？ どこで？ いつ？ 彼は何を言っているのだ？ 見るようにと言っているのに、彼はちゃんと見ない。ほら、しっかり見ろ！ それは何だ？ どうしたんだ？ 注目、彼は注目しない。そこで私は、それは何だと言う。なぜ答えないのか。また生意気になったな。どうしてお前はそんなに生意気になれる？ 私だ！ 私が教えてやる！ お前は私のために売春をしない。お前は小利口になってはならない。お前は生意気なゲス野郎だ。こんな無礼な、下卑たやつには会ったこともない。彼はまた始めているのか。お前は何もわからない。彼には何もわからない。お前がついて行けば、彼はついて行かないだろう。彼はついて行かない。お前はますます無礼になっていくのか？ 彼らの注目ぶりったら、彼らは確かに注目している」などと叫ぶ。そして最後には、全く言葉にならない大声で怒鳴り散らす。

クレペリンはここで、その患者の「接近不可能性〔inaccessibility〕」を指摘している。

　彼は明らかにあらゆる質問を理解していたのに、一片の有益な情報すらわれわれに伝えなかった。彼の話は……全般的情況に全く関係のない、ばらばらな文章の連続に過ぎなかった（1905, pp. 79-80 傍点筆者）。

　さて、この患者が緊張病の興奮の「徴候」を示していることには疑問の余地はない。しかし、こういう行動に対するわれわれの解釈は、われわれと患者との関係に依存するであろう。クレペリンの生き生きした記述のおかげで、この患者の姿は五十年の年月を越えてわれわれの眼前によみがえってくる。この患者は何をしているのであろうか。おそらく彼は、パロディ化されたクレペリンと、反抗的な自己との間で対話をしているのであろう。「あなたもそれが知りたいのか。誰が測定されているのか、誰が測定されようとしているのかを話そう。私はそれをすべて知っていて、話すこともできるが、しかし話したくはない」。これは非常にはっきりとした話であるように思われる。おそらく彼は、講義室の学生たちの前で行なわれるこうした尋問に、強く憤慨しているのだ。彼の悩みにどう対処したらいいのか、彼自身にはわからないだろう。しかしクレペリンにとっては、これらのことは「有益な情報」とはならず、「病気」のさらなる「徴候」でしかなかった。

クレペリンは患者に名前を聞く。患者は怒りを爆発させて答える。そこで彼が表現しているのは、クレペリンのアプローチの態度に対して彼が感じとっていることなのである。君の名前は？　彼は何を閉じているのか？　彼は目を閉じている……なぜ答えないのか？また生意気になったのか？　お前は私のために売春をしてくれないのだな？（すなわち彼は、自分が教室の生徒の前で売春をするつもりがないので、クレペリンが怒っているのだという印象をもっているのである）等々……こんなに無礼で恥知らずで不潔なやつには会ったことがない……等々。

さてこの患者の行動に対して、花瓶と顔の場合と同じように、二通りの見方をすることができるのは明らかであろう。彼の行動は、「病気」の「徴候」として見ることもできるし、彼の実存の表出として見ることもできる。実存主義的‐現象学的構成とは、他人の感じ方や行動の仕方に関する推論である。クレペリンについてのその青年の経験は、どのようなものか。彼は苦悩し絶望しているようにみえる。このように話し振舞うことによって、彼は何をしているのだろう？　彼は測定され試されることに反発しているのだ。彼は話を聞いてもらいたいのだ。

## 患者との関係の関数としての解釈

より「科学的」に、より「客観的」になろうと望んでいる臨床精神医は、眼前で「客観的」に観察できる患者の行動にだけ問題を限定しようと言うかもしれない。しかし、これに対する最も単純な答えは、それが不可能だということである。「病気」の「徴候」を見ることは、中立的に見ることにはならない。また笑いを口部筋肉の収縮として見ることが中立的というわけでもない（Merleau-Ponty, 1953）。われわれはある人と関係をもつと同時にある特定の見方で彼を見ざるをえないし、「彼」の行動に対してある構成、解釈をせざるをえないのである。患者の側の相互反応の欠如によって挫折させられるような、否定的な場合でも、このことには変わりはない。その場合われわれは、自分たちのアプローチに反応する人がそこにいないと感ずるのである。われわれは問題の核心に近づいた。

ここでわれわれの直面している困難は、象形文字の解読の苦労といくぶん似かよっている。この類似はフロイトが好んで引き合いに出したものである。しかし、どちらかといえばわれわれの困難の方が大きいだろう。象形文字やその他の古代文献の解釈、解読に関する理論は、精神病者の「象形文字的」な言葉や行動の解釈に関する医学界の理論よりも、十九世紀の哲学者ディルタイによって、はるかに進んだものとなり、明確なものとなった。

ディルタイ[1]によって展開された歴史家の問題と、われわれの問題とを比較してみることは、われわれの立場を明確にするのに有効であろう。どちらの場合も本質的な課題は解釈の問題である。

古代文書の場合は、その構造や文体、言語的特徴、シンタックスの特性などを形式的分析にかけることができる。臨床精神医学も患者の言葉や行動について、同じような形式的分析を試みる。しかし、歴史的なものにしろ医学的なものにしろ、この形式主義は非常に限定されたものであることは明らかである。つまり、この形式的分析を越えて、ある文献のよって立つ社会的歴史的条件の連鎖を知ることによって、新たな照明をあてることも可能である。同様に、われわれは個々ばらばらな臨床的「徴候」の形式的、静的分析を越えて、その人の生涯の中でそれらの「徴候」を理解しようとするのが普通だ。このことは動的な発生論的仮説を導入することを意味する。しかし、古代文書に関するものであろうと患者に関するものであろうと、もしわれわれが共鳴さらには感情移入を行なうことさえできれば、歴史的知識はそれ自体それらの理解に役立つだろう。

したがって、ディルタイが「古代の筆者とその解読者の関係を文献了解の可能性の決定要因と特徴づけるとき、ディルタイは実際には理解を基本とするあらゆる解釈の前提を明示したのである」(Bultmann, 'The Problem of hermeneutics' *Essays*, 1955, pp. 234-61)。

われわれは〔ディルタイは述べている〕純粋に知的なプロセスによって説明をするが、了解においては精神の全能力を協同して働かせる。理解ということにおいては、われわれは過去を過去によって了解可能にするために、ある与えられた生全体の結合から出発する。

さて、他人についてのわれわれの見解は、自分たちのあらゆる能力を、了解を行なう際にどれだけ援用する気があるのかにかかっている。また相手に向かうときに、その人を理解する可能性を開いておくような立場をとることも必要であろう。われわれが観察しうるある人の存在の諸側面を、その人の世界内存在の型の表出として理解するためには、彼の行動を、彼がわれわれと共に置かれている状況に関する、彼の経験の仕方と関連させて考えることが必要である。また、彼の現在によってこそ、彼の過去を理解するのでなければならない。過去から現在へという方向ばかりではないのだ。これは次のような否定的な場合にも当てはまる。すなわち、われわれと共に置かれているいかなる状況をも彼が否定しているということが、その行動によって明らかな場合である。たとえば、われわれが存在しないものとして扱われたり、患者自身の願望や不安との関連でしか存在しないものとして扱われるような場合である。ここでは、硬直したやり方で、彼の行動にあらかじめ決まった意味を付与することが問題なのではない。もし彼の行動を「病気」の「徴候」として見るならば、われわれはすでに自分たちの思想のカテゴリーを、その患者に押しつけていることになるのだ。こういうやり方は、われわれが患者のやり方と考えているものに類似している。また、患者の現在を、不変の「過去」の機械的結果として「説明」できると考える場合にも、われわれは同じ誤りを犯している。

もし患者に対してこのような態度をとるなら、彼が伝えようとしていることを理解することは、ほとんど不可能になる。ふたたび、誰かの話を聞いている場合を例にとろう。私があなたの前に坐ってあなたに話しかけている場合、あなたがするであろうことは、(1)私の話の異常なところを査定すること、あるいは、(2)私の脳細胞の酸素代謝を想像することによって私の話していることを説明すること、あるいは、(3)過去の経歴、社会経済的背景との関連で、私がなぜ今こういうことを言うのかを発見すること、である。このような問題に対してあなたが答えられようと答えられまいと、そのような答えはそれ自体としては、私がめざしていることに明確な理解を与えてはくれないだろう。

躁鬱病や統合失調症の遺伝的、家系的発生率について、いままでに発見されたことを十分に知ることは全く可能であり、統合失調気質の「自我歪曲」、統合失調症の自我欠陥、さらに思想、記憶、知覚などの「障害」を認識する能力をもつことも可能である。また、ただ一人の統合失調症患者を知ることすらできなくても、統合失調症の、すなわち病気としての統合失調症の精神病理学に関して完全に知りつくすことも事実可能である。しかしこれらのデータはすべて患者を理解しない方法なのだ。患者に会って話を聞き、（「病気」としての）統合失調症の「徴候」を見ることと、彼をまさに人間存在と考えて耳を傾けることとは、例の曖昧な絵の中に花瓶を見たり顔を見たりする場合と同じように、根本的に全く異なった見方であり聞き方なのである。

もちろんディルタイの言うように、文書の解読の場合には、時間の経過や、解読者と古代の筆者との世界観の隔たりにもかかわらず、両者が全く異質の生活経験に基づいているわけではないということを前提とする権利がある。この前提こそ、精神病者を扱うときには当てはまらないものなのだ。この点では、何千年も前に死んだ象形文字の筆者より、現在われわれの目の前にいる精神病者の方が理解しにくいかもしれない。しかしこの差異は本質的なものではない。精神医学者ハリー・スタック・サリヴァンが言ったように、精神病者とは、結局なによりも「まさに人間的」なのである。医者と精神病者の人格は、解読者と原著者の人格と同様、二つの外的事実のように互いに対立するものではない。解読者と同じく治療者も、自分には疎遠な別の世界観へと、自分の立場を変えてみるだけの柔軟性がなければならない。こうして正気を失うことなく、自分自身の内なる精神異常の可能性を利用するのだ。このようにして初めて、患者の実存的位置の理解ができるようになるのである。

私が「理解」というとき、単に知的な過程を意味しているのでないことは明らかであろう。理解といわずに愛といってもよいだろう。しかし愛ほどいいかげんに使われてきた言葉はない。必要なことは、患者が自己および世界(あなたを含めて)を、どのように経験しているかを知る能力である。もし彼を理解しなければ、彼を「愛し」始める地点に立つことはどうしてもできない。われわれは隣人を愛せよと説かれている。しかし隣人が誰なのかを知らずに愛することはできない。つまりその場合には、その人の抽象的人間性を愛することしかできない。人は「統合失調症の徴候」のかたまりを愛することはできない。誰も風邪に罹るように統合失調症に罹るのではない。患者は統合失調症に罹ったのではなく、統合失調症なのだ。統合失調症患者を破壊せずに知らなくてはならない。それが可能だということを、患者は発見しなければならないだろう。医者の愛と同様、その憎しみもまた非常に関連がある。われわれにとって統合失調症患者が何者であるかによって、彼にとってわれわれが何者であるかが左右され、それによって彼の行動が決まってくる。教科書に書いてある統合失調症の「徴候」の多くは病院によって違ってくるし、それらは一般的にいって治療の関数になっているように思われる。精神医学者によっても、観察される「徴候」は違ってくるのだ。[2]

それゆえ、次にあげる精神科医フリーダ・フロム゠ライヒマンの言葉は、不穏なものではあるが完全に正しいと思う。

……いまや精神科医にとって、医者－患者の有効な関係が統合失調症患者との間にも原理的に可能であるということは、当然のことと考えてよい。これが不可能に思われるのは、医者の人格上の難点のせいであって、患者の精神病理のゆえではない（1952, p. 91）。

もちろんクレペリンの緊張病の青年の場合のように、患者の自分自身に対する反応の仕方や感じ方は、あるときは相手が自分でそうと見なしている人格によるものであり、あるときは患者の空想上の相手によるものである。人は、患者の自分自身に対する行動の仕方に、なんらかの空想が含まれていることを、その患者にわからせようとする。患者は大体はこのことを理解しないが（彼はこれには無意識なのだ）、しかし患者の振舞い方を理解したければ、このことはやはり欠かせない要件なのだ。

二人の正気の人A、Bがいる場合、AはBを大体B自身が考えているような人物として認識するだろうと人は考える。すなわち私に関していえば、私についての私自身の定義が、大体において他人によっても裏書きされることを期待している。ただし故意に別の人のふりをしたり偽善的であったり、嘘をついているときなどは別である[3]。しかしお互いに正気の関係においても、衝突や誤ち、誤解などの余地は十分にある。要するに、自分の眼に映る自分（対自存在）と他人の眼に映る自分（対他存在）との間に、また逆に、私にとっての彼と彼自身にとっての彼との間に、最終的には、他人にとっての自分の絵姿、見方、態度、意図と想像するものと、実際にそのある人が彼に対してもつ見方、態度、意図との間に、またその逆の関係の間に、なんらかの逆接関係の余地があるということである。

すなわち二人の正常な人間が相対しているときは、各々の相手のアイデンティティについての相互認識がある。この相互認識には次のような基本的要素がある。

(a) 私は相手を、彼がみずからそうであると考えている人物として認識する。

(b) 相手は私を、私がみずからそうであると考えている人物として認識する。

各自はみずからのアイデンティティについて、自律的な感覚をもち、自分が何者であるかについては自分なりの定義をもっている。あなたは私を認識できる、と想定されている。すなわち、あなたの考える私という人物と、私が自分のものと考えているアイデンティティとは、大体一致すると考えるのが、私にとっては普通のこととなっている。かなりの食い違いの余地はあるから、「大体」と言っておく。

しかしいくら調整しようとしても依然として決定的な食い違いが存在する場合には、どちらか一方が異常なのだと言わざるをえない。次のような場合には、相手を精神病とみなしてかまわない。すなわち、

彼が自分はナポレオンだと言い、私が彼はナポレオンではないと言う場合、
あるいは、彼が私をナポレオンだと言い、私が私はナポレオンではないと言う場合、
あるいは、彼が、私が彼を悪に導こうとしていると考え、一方私が、私の意図をそのように考える根拠を彼に全く与えていないと考える場合、
あるいは、彼が、私は彼に殺されるのを恐れていると考え、一方私はそんなことを恐れてもいないし、彼がそう考える根拠も与えていない場合。

そこで私は次のように提言する。正気か精神病かは、その一方が常識的にいって正気である二人の間での、順接と逆接の程度によって判定される。

ある患者が精神病であるか否かの最終的な判定は、彼と私との一致の欠如、不一致、衝突である。

「精神病」という名は、ある特定の型の逆接関係にある相手に対して、われわれが用いる名前である。われわれが患者の尿を調べ始めたり、大脳の電気活動のグラフに異常を探し始めたりするのは、もっぱらこの人格相互の逆接のゆえである。

正気と精神病との間の障壁や逆接の本質は、ここでさらに探求してみる価値がある。

たとえば、ある人が自分は「非現実的人間」であると言い、しかも嘘をついているので

も冗談を言っているのでもなく、微妙で曖昧な言い方をしているのでもないとすれば、明らかに彼は妄想を抱いていると考えられるだろう。しかし、実存的にはこの妄想は何を意味するのであろうか。彼は冗談を言っているのでも、偽装をしているのでもない。それどころか、何年間も現実的人間のふりをして偽装してきたが、もうこれ以上欺瞞を続けることはできない、とまで彼は言うのである。

自己を露わにしたい欲求と、自己を隠蔽したい欲求との間で、彼の生全体が引き裂かれてきたのである。われわれもこの問題を彼と共有しているのだが、われわれの場合には、ある程度満足すべき解決に到達しているわけなのだ。われわれは秘密をもち、それを告白したいという欲求をもっている。次のようなことを憶えているだろう。子供のころ、大人というものは何とわれわれの心を見抜くことのできる存在だったことか。そして、恐れおののきながら初めての嘘をつき、ある面では自分は全くひとりぼっちなのであり、自己の領土内には自分の足跡しかありえないということに気づいたとき、それはなんという体験であったことか。しかし、決してこのような位置に自己を認識・現実化〔real-ize〕しない人もいるのだ。このような真のプライバシーこそ真の人間関係の基礎なのだが、「統合失調気質」と言われる人たちは、他人に対してわれわれ以上に晒され傷つきやすいと同時に、より孤立していると感じているのである。したがって統合失調症患者は、自分はガラスでできていて、非常に透明でこわれやすいから、他人の視線が自分を粉々に砕き、自分の中を貫通するなどと言うのである。彼は文字通り自己をこのようなものとして経験しているのだと考えてよい。

例の非現実的人間があれほど自己隠蔽に熟達するようになったのは、この鋭敏な傷つきやすさのゆえであるといえよう。彼は楽しいときに泣き、悲しいときに笑うことを覚えた。彼は賛同しているときに眉をひそめ、不快なものに喝采する。彼は心の中で「あなたに見えているのは私ではないのだ」と考えている。しかし、われわれに現実に見えるものにおいて、あるいはそれを通してのみ、彼は（現実の）誰かでありうる。もしこれらの行動が彼の本当の自己によるものでないのなら、彼は現実的ではないのである。彼は抽象的で曖昧なものである。すなわち、純粋に虚構の、潜在的な、空想上の人物であり、「架空の」人間であり、「現実的に」は何者でもない。そして彼が自分でないものとしての偽装をやめて、彼が実際にそうなってしまったところの人物として踏み出すなら、彼はキリストとか幽霊などとして出現することになるが、人間としてではない。肉体なしに〔no body〕存在することによって、彼は何者でもなくなる〔nobody〕わけである。

彼の「実存的位置」に関する「真理」は身をもって生きぬかれている。「実存的」に真なるものが、「現実的」に真として生きられるのである。

大部分の人が基本原理や自然界に関係のあるもののみを「現実的」に真であると考えるのはもちろんである。しかしある人は、実際には生きているのに、自分は死んでいると言う。この人にとっては、彼が死んでいるというのが彼の「真理」なのだ。おそらく彼はみずからの真理を、常識（すなわち社会通念）が許す唯一の方法で表現しているのである。彼は「現実に」、まさに「文字通り」死んでいると言っているのであって、単に象徴的に「ある意味では」「いわば」死んでいるなどと言おうとしているのではない。そして真剣にみずからの真理を伝えようとしているのだ。しかし、このような方法で社会一般の真理の価値を変えることによって、狂気で「ある」という報いをうける。というのは、われわれが認識する唯一の真の死とは生物学的死だからである。

統合失調症患者は絶望しており、完全に希望を失っている。父なる神や聖母や他の人間に、ひとりの人間として愛されていると言うことのできる統合失調症患者に、私はまだ会ったことがない。彼は神か悪魔であり、神に遠ざけられて地獄に堕ちた者である。ある人が本気で自分は非現実的だとか、死んでいるとか言い、彼の経験するがままの真正の実存的真理を極端な言葉で表現するとき、これがまさに狂気なのである。

われわれに要求されていることは何か？　彼を理解すること？　しかし、統合失調症患者の自己経験の核心は、依然として了解不能であるにちがいない。われわれが正気であり、彼が狂気であるかぎり、それは変わらないだろう。しかし、われわれが自分の世界にとどまり、彼を不可避的に欠陥のあるものとするようなカテゴリーで判断することによって、彼の心を捉えようとするような了解ならば、統合失調症患者はそのような了解など望んでもいないし、求めてもいない。われわれはつねに彼の特殊性、差異性、隔絶性、孤独、絶望を見抜かねばならない(4)。

　ここに到って、われわれはこの臨床的研究の本質をより正確に述べることができる。人間は現実的な、生き生きとした、全体としての、時間的に連続した人格として、世界における自己の実在感をもつものであろう。彼はそのようなものとして世界へと生き出てゆき、他人に出会うことができる。そしてその世界や他人も、同じように現実的な、生き生きとした、全体としての、連続的なものとして経験される。

　こうした基本的には存在論的に安定した[5]人格は、社会的なものにしろ、倫理的なものにしろ、精神的なものにしろ、生物学的なものにしろ、とにかく人生のあらゆる冒険、危険を、自己および他人の現実性とアイデンティティについての確固とした感覚をもって迎えるであろう。このように十全なる自己性や人格的アイデンティティ、事物の永遠性、自然過程の信頼性や現実性、他人の現実性などについて確固たる感覚をもつ人間にとっては、自明な確信にみちた経験をすることができないような人の世界に、自分の身を置いてみるということは、なかなか困難なことである。

この研究は、根元的な存在論的安定と私が名づける実存的位置にもとづく確信が、部分的あるいは完全に欠如しているような場合に生ずる問題を扱うものである。すなわち、根元的な存在論的不安定によってのみ生ずると考えられる、不安や危険に関する研究であり、またその結果として、このような不安や危険を処理する試みに関する研究でもある。

私が対比しようとしている、存在論的安定という基本的実存的位置と存在論的不安定という位置を、文芸評論家であるライオネル・トリリング（1955）は、シェイクスピアやキーツの世界とカフカの世界とを比較することによって、非常に明確に指摘している。

……キーツにおいては、悪の意識は、確固とした人格的アイデンティティの感覚と並行して存在するものであり、それゆえカフカにおけるほど直截に現れていない。それゆえまた、現代の読者にとっては、カフカほど強烈には感じられないであろう。またシェイクスピアとカフカを比べても、その才能のほどは別として、人間の苦悩や宇宙的疎外の解説者として二人をみた場合、カフカの方が強烈に、また完全にそれをなしえていると感じるだろう。読者のこの判断は正しいかもしれない。なぜならカフカにおいては、悪の感覚は人格的アイデンティティによって否定されたりしないからである。なるほどシェイクスピアの世界もカフカの世界と同様、パスカルのいう牢獄であり、その囚人たちは、毎日のように死へと引き出されていく。またシェイクスピアもカフカに劣らず、人間生活の残酷な不条理をもってわれわれに迫ってくる。すなわち人生とは痴者によって語られる物語であり、罰としてではなく、ただ遊びのためにわれわれを苦しめる、子供っぽい神々による支配である。シェイクスピアもこの世の牢獄の悪臭に吐き気をもよおす。事実、不快の描写ほど彼に特徴的なものはない。しかしシェイクスピアの牢獄においては、囚人たちはカフカの場合よりはずっとましである。つまり彼の名将や王様や恋人や道化師は、死ぬまでは生きており完全である。一方カフカにおいては、判決が執行されるはるか以前に、あるいは悪意の訴訟手続きが起こされる以前ですら、被告に対して何か恐ろしいことが執行されてしまっているのだ。それがどういうことか、われわれは誰でも知っている——人間はその抽象的人間性以外の、あらゆる人間らしいものを奪われてしまっているのだ。しかも唯一残されているこの抽象的人間性などというものは、骸骨のようなものであって、本当に人間の名に値するものではない。彼には両親も家庭も妻も子もなく、何かに関わることもなければ食欲すらない。彼には、力、美、愛、機知、勇気、忠誠、名声、そしてそれらに対する誇りなど何の関係もない。そこで次のように言ってもよい。悪についてのカフカの認識は、悪を否定しようとする自己の健全さや妥当性に関する認識を伴わずに存在し、悪についてのシェイクスピアの認識は、悪を否定しようとする自己の最大限の可能性に関する認識を伴っているのである（pp. 38-

9)。

トリリングが指摘しているように、シェイクスピアの描く人物は、いかに疑惑にまどい葛藤に引き裂かれようとも、明らかに現実的な生きた完全なものとして自己を経験できる人間である。しかしカフカにおいてはそうではない。事実、このような確信なしに生きるとはどういうことなのかを伝えようとする努力こそ、現代の多くの作家、芸術家の作品を特徴づけているように思われる。生きていることを実感できない生。

たとえば、劇作家サミュエル・ベケットの世界にも、失望・恐怖・実存の倦怠などを和らげる、自己の「健全さと妥当性」という感覚はない。ゴドーを待っている二人の浮浪者は、そんなふうに生きるべく定められているのである。

**エストラゴン**　なあディディよ、俺たちはいつも、生きているっていう実感を与えてくれるものを見つけるよな?

**ウラジミール**　(苛立たしそうに)ああ、そうとも、俺たちは魔法使いだよ。しかしまあ、決めたことは忘れないうちにやり抜こうぜ。

絵画については、たとえばフランシス・ベイコンが同じような問題を扱っているようである。一般的にみれば、われわれがここで臨床的に論議しようとしていることは、人間の本性に深い関わりがあるのに、われわれには非常に部分的な理解しかできない、ほんのささやかなサンプルのようなものでしかないのは明らかである。

そもそもの始まりから出発しよう。

生物学的出産は、それによって幼い有機体が世界に生み落とされる、ひとつの決定的な行為である。そこに現れるのは新しい嬰児、新しい生物学的存在、われわれの見地からみてすでに独自の形式をもった、現実的な生きた存在である。しかしその嬰児自身の見地からはどうなのであろうか。普通の環境のもとでは、新しい生きた有機体のこの世界への身体的誕生は、急速に進行していくひとつの過程の始まりとなり、幼児はその進行につれて、驚くほど短時間のうちに現実的に生きていると感じ、時間的連続性と空間的位置とをもつ存在であるという感覚をもつようになる。要するに身体的誕生と生物学的生存とにつづいて、嬰児は現実的に生きたものとして、実存的に誕生するようになるのである。普通は、この発達は当然のことと考えられ、他のあらゆる確信のもととなる確信を生みだすものである。言い換えれば、大人たちが子供を真に生物学的に成長可能な存在としてみるばかりでなく、子供たちも自分自身を真の生きた一個の人格として経験し、したがって他の人間をも現実的な生きたものとして経験するということである。これらのことは、経験というものの自明な基礎なのだ。

次に人間は自己の存在を、現実的な生きた全体として、また彼のアイデンティティや自律性が問題となりえぬほどに世界の他のものとは異なったものとして、また時間的な連続体として、また内的統一性や実体性、真実性、価値などをもつものとして、さらに、誕生に始まり死によって消滅すべきものとして、経験するであろう。人間はこのようにして存在論的安定の確固とした核をもつようになるのである。

しかし、いつもこうなるとはかぎらない。普通の生活環境においても、むしろ非現実的な感覚をもつ人もいるかもしれない。彼は文字通り死んでいると感ずるかもしれない。また世界の他の諸存在との差異が不安定なために、彼のアイデンティティと自律性とがつねに問題となるかもしれない。また彼には自己の時間的連続についての経験が欠落しているかもしれない。彼は人格的一貫性、あるいは人格的斉一性についての確固とした感覚をもっていないかもしれない。彼は自己を非実体的なものと感じ、自己を成り立たせているのが真の、良い、価値あるものであると思い込むことができないかもしれない。さらに彼には、自己がある程度自分の肉体から離れているように感じられるかもしれない。

このようなものとして自己を経験する人間は、もはや「安定した」世界に生きることもできなければ、「彼自身に」おいて安らぐこともできない。したがって彼に見えている世界の「相貌」は、自己の健全さと妥当性という自己感覚が確立している人のものとは違ったものになるだろう。他の人格への関わりというものが、全く違った意義と機能をもつものとしてみられるだろう。結論を先取りして言うと、自己の存在がこの根元的経験という意味において安定している人においては、他人との関わりは潜在的に満足すべきことなのであるが、一方、存在論的に不安定な人は、自己を満足させることよりも、自己を保持することに精一杯なのだ。普通の生活環境が彼の安定性の低い敷居〔low threshold〕を脅《おびや》かすのである。(6)

根元的・存在論的安定の位置に到達してしまえば、普通の生活環境がその人の実存に絶えざる恐怖を与えるようなことはない。生活に対するこのような基盤に到達していない場合には、日常生活の普通の環境が永続的な脅迫となるのである。

このことが判りさえすれば、ある種の精神病の進行を理解することができる。

自分あるいは他人が現実的に生きていることを、自明のことと感ずることができず、そのの自律性やアイデンティティを当然のことと考えることのできない人は、現実的になろうとしたり、自分や他人を生きたものとして保持しようとしたり、自分のアイデンティティを維持したりする方法を工夫することに専念しなければならず、またそのような人は、自分でもよく言うように、自己を喪失するまいと精一杯の努力をしなければならないのである。多くの人にとっては大した意味もないので、ほとんど気づきもしないような日常的な出来事でも、ある人にとっては、自己の存在の維持に寄与したり、逆に非存在の恐怖を与えたりするかぎりにおいて、非常に重大な意味をもつこともありうる。このような人にとっては、世界の諸要素は普通の人の意味体系とは違ったものになるか、あるいはすでに違ったものになってしまっているのである。このような人は、いわば「彼自身の世界に生き」始めているか、あるいはすでにそのように生きているのである。しかし、彼は現実「との接触」を失って自己へと引きこもっている、と無条件に言うことは正しくない。外的な出来事が、彼にはもはや、他の人の場合のようには作用しないというだけのことである。したがって、外的な出来事が彼にあまり影響を及ぼさないということではなくて、むしろ彼に対する影響のほうが大きいのが普通である。彼が「無関心」になり「閉じこもっている」というのは、多くの場合あてはまらない。しかし、彼の経験の世界が、もはや他人と共有できないものになっているとは言えるだろう。

これらの展開を考察する前に、存在論的に不安定な人間が遭遇する、不安の三つの形式を特徴づけてみるのは無駄ではないだろう。すなわち、呑み込み〔engulfment〕、爆入〔implosion〕、石化〔petrification〕の三つである。

## 一、呑み込み

ある精神分析グループの活動過程で、二人の患者の間で議論が始まった。突然、主役の一人が議論を中断して次のように言った、「もう我慢できない。君は私に対する勝利感を楽しむために議論をしている。君の場合は、うまくいけば議論に勝ち、悪くても議論に負けるだけの話だろう。しかし、私は自分の実存を保持するために議論しているのだ」。

この患者はむしろ正気といってもよいような青年であった。しかし彼の言葉にもあるように、議論における彼の行動は満足感を得るためのものではなく、「彼の実存を保持する」ためのものであった。これは議論にかぎらず、人生における他の行動についても言える。さて、議論に負けることは実存が危うくなることだと、彼が本気で考えていたのなら、彼は「現実との接触を全く失って」おり、実質的には精神病である、と人は言うかもしれない。しかし、これでは最初からある前提に立って議論をすることになり、この患者の理解にはなんの役にも立たない。しかし、次のことを知っておくのは大切なことである。すなわち、この患者を多くの精神医学の教科書に載っている精神病のなんらかのタイプに当てはめて観察するなら、十分も経たないうちに、その患者の行動や言葉は精神病の「徴候」をあらわすであろう。このような患者からこういった「徴候」を引き出すのはやさしいことなのだ。なぜなら、このような人の基本的安定性の敷居は非常に低いので、他人との関係がいかに希薄で一見「無害」なものであっても、実際には彼を脅かし圧倒するからである。

人が一個の人間存在として他人に関係するためには、自分の自律的アイデンティティについての確固とした感覚をもっていることが必要である。この感覚がない場合には、あらゆる関係は、その人にとってはアイデンティティを喪失するという恐怖を引き起こす。この場合、誰かとあるいは何かと関わっているということ、さらには自分自身と関わっているということすら、それ自体で恐怖なのである。なぜなら、いかなる関係においても、自律性の安定についての不安が、自律性とアイデンティティを失いはしないかという恐怖に彼を誘うからである。呑み込みとは、避けようとしてもどうしても起こってしまうものとして、単に心に思い描かれているだけではない。彼にとっては、自己とはただ溺れまいとしてつねに絶望的な営みをしている人間なのだ。理解されること（それゆえ、把握され了解されること）、愛されること、あるいはただ見られることにおいてさえ、呑み込みが危機として感じられる。憎まれるということも、これとは別の理由で恐ろしいには違いないが、愛によって呑み込まれて破壊されてしまうよりはましだと感じられるのである。

呑み込みという恐怖のもとでアイデンティティを維持してゆくのに用いられる主な策略は、自分を孤立させることである。それゆえ、この場合の両極は、自律性にもとづく独立性と関係性ではなく、他人へと吸い込まれること（呑み込み）による存在の完全な喪失と、全くひとりになること（孤立）との対立となる。したがって、自分の基礎に確信をもち、その基盤にもとづいてお互いの相手の中へと「自己を失う」ことのできる二人の人間の弁証法的関係という第三の可能性は、このような人にとっては存在しないのである。なぜなら、このような存在の没入は、自己を確信している場合にしか「本当に」は起こりえないからだ。自分自身を憎んでいる場合、正常な人は他人の中へと自己を失うことを望みさえするかもしれない。つまり他人に呑み込まれることは、自分自身から逃れることだからである。ところがわれわれがいま問題にしている症例においては、この呑み込みは絶えずつきまとう恐ろしい可能性なのだ。しかしながら、ある「瞬間」にもっとも恐れられ避けられるものが、もっとも望ましいものへと変わることもあるということは、後に示されるであろう。

精神療法における明らかに正しい解釈に対して、患者がいわゆる「治療上の拒否反応」を示すのは、この不安によるのだということが判る。つまり、正しく理解されるということは、他人の包容力に呑み込まれることであり、取り込まれることであり、飲み下されることであり、溺れることであり、包み込まれることであり、窒息させられることであり、食べられてしまうことなのだ。つねに誤解されているということは、寂しく辛いことではあるが、しかしこの観点からすれば少なくともある程度は安全である。

それゆえ、他人の愛は憎悪よりも恐れられる。いやむしろ愛はすべて憎悪の変形として感じられる。なぜなら愛されることによって、頼みもしないのにある強制を受けるからである。このような人を治療するときに、実際以上に「愛」や「関心」を抱いているようなふりをすることほど馬鹿げたことはない。こういった人間を助けようとする治療者自身の必然的に複雑な動機を、患者を「ありのままにあらしめる」ことに集中し、呑み込みや無関心とは違う関心のもち方へと集中するならば、多くの希望が見えてくるだろう。

アイデンティティが脅かされる様子を述べるのに、多くのイメージが使われる。これは呑み込みの恐怖に深い関連があるので、ここでも述べるが、たとえば埋められたり、溺れたり、捕えられたり、アリ地獄へ引き込まれたりというイメージである。火のイメージもしばしば現れる。火は内面的な生の不安な揺らめきなのかもしれない。ある精神病者は病状が高まると、自分には火がついて燃え上がっていると言う。またある患者は、自分は冷たく乾燥しているという。しかし彼は暖かさや湿り気を恐れる。火や水に呑み込まれ、破壊されてしまうからである。

## 二、爆入

精神分析家ウィニコットが現実の侵入と名づけた現象の、極端な場合を表現するのに、この爆入という言葉より強力なものを私は見つけることができなかった。ガスが激しく噴入して真空を埋めきってしまうように、突然侵入してきてあらゆるアイデンティティを消し去ってしまう、世界に関する恐ろしい経験は、侵入という言葉では十分に伝えることはできない。その人は自分が真空のように空っぽであると感じている。しかしこの空虚がまさに彼自身なのである。彼は一方でこの空虚が満たされることを願望していながら、それが実際に起こることを恐れている。なぜなら、彼は文字通りの真空という恐るべき無でしかありえない、と感ずるようになってしまっているからだ。したがって現実「との接触」

は、すべてそれ自体で恐ろしい脅迫として経験される。なぜなら、このような立場で経験される現実は、必然的に爆入的であり、呑み込みにおける関係性と同様、それ自体、その人なりに自分のものと考えているアイデンティティに対する脅威となるからである。現実は、ただそれだけで呑み込みや爆入の恐怖を起こさせる迫害者なのだ。

事実、われわれはみなこの種の経験から、ほんの一、二度ずれているだけなのである。ほんの少し熱が出るだけで、全世界が迫害的、侵犯的様相を呈し始めることもあるのだ。

## 三、石化と非人格化

「石化」という言葉を使う場合、それに含まれている多くの意味を取りだすことができる。

一、人を石化する、すなわち石に変えてしまうある種の脅威。

二、石化が起こることに対する恐れ。すなわち生きた人格から死んだ物、石、ロボット、人格的自律性のない自動機械、主体性のないそれ〔it〕へと変わる、あるいは変えられることへの恐れ。

三、他人を「石化」することによって石に変えてしまう「魔術的」行為。さらに他人の自律性を否定し感情を無視し、彼を物として扱い、その生を殺す行為。この意味では他人を非人格化、物象化するといった方がよいかもしれない。すなわち、他人を人格、あるいは自由な行為の主体としてではなく、ひとつのそれ〔it〕として扱うのである。

非人格化という方法は、退屈でうるさい相手をあしらう手段として、広く一般的に使われている。そのような場合、われわれは相手の感情にいちいち反応せず、相手に感情がないかのごとくに振舞う。われわれがこの本で問題にしている人たちは、自分自身を多少の差はあれ非人格化されていると感じており、それと同時に他人を非人格化する傾向もある。すなわち彼らは、いつも他人によって非人格化されるのではないかと恐れている。彼を石のように扱うということは、彼にとっては本当に石にされてしまうことなのだ。「それ」として扱われると、彼の主体性は血の気が引くように無くなってしまうのである。彼にとっては、彼の人格としての存在が、いつも他人によって確証されていることが基本的に必要なのである。

ある程度まで他人を非人格化することは、日常生活においてもよく行なわれることであり、望ましいことではないにしても、正常なことと考えられている。相手が何者であるかを意識せずに、実質的には、われわれの置かれている大きな機構の中での、ある役割を演じているロボットとして相手を見ているかぎり、われわれの関係も多くは部分的非人格化にもとづくものである。

このような非人間化を免れて生きるある一定の領域が存在するのだという、現実ではないにしても、少なくともそういう幻想を抱くことは普通のことである。しかしこの領域においてこそ、より大きな危険が感じられるのかもしれないのだ。存在論的に不安定な人はこの危険を非常に増幅された形で経験するのである。

その危険とは次の点にある。すなわち相手を自由な行為の主体として経験する場合には、自分を相手の経験の客体として経験し、自分の主体性が引き抜かれてしまうと感ずる可能性が出てくるのである。そこで彼は、自分の生や存在を失い、単なる他人の世界における物になってしまうという可能性に脅かされる。このような不安があるので、他人を人格として経験する行為は、まさに自殺行為と感じられるのである。哲学者サルトルは『存在と無』の第三部で、こういった経験に関する見事な議論を展開している。

この問題は原理的には単純である。他人によって生気が高まり、自己の存在感が増すと感ずることもあるし、自分を圧殺し弱めるものとして他人を経験することもある。他人との関係は、すべて自分を圧殺する結果になると思いこんでいる人もいるだろう。そういう場合には、他人である彼や彼女が、あれやこれやをするからではなく、彼や彼女がただ存在しているだけで、その人の「自己」(彼の自律的に行動する能力)に対する脅威なのである。

以上に述べた点のいくつかは二十八歳の化学者であるジェイムズの生に具体的に現れている。彼がいつも口にする不満は、自分は「人間」になることができないということであった。彼には「自己がなかった」。「私は他人に対する反応にすぎないのです。私にはアイデンティティというものがありません」（のちにわれわれは、本当の自己ではないという感覚、偽りの自己を生きているという感覚について詳述する機会があろう〔第5章、第6章〕）。彼は自分がだんだん「架空の人物」になっていくように感じた。彼には自分の体重や実質がないように感じられた。「私は大海に漂う木片にすぎません」。

この人は一個の人格になれなかったことを非常に気にしていた。彼はこの誤ちの責任は母親にあると言って非難した。「私はいつも母の象徴にすぎなかった。彼女は決して私のアイデンティティを認めなかった」。彼はいつも自分を卑下し、自己についての確信をもてなかったが、それと対照的に、彼はいつも他人の現実による恐ろしい威圧と粉砕の危険に瀕していた。彼自身の体重の軽さや確信のなさ、非実体性などと対照的に、彼らは充実して決断力があり、活気にあふれ、実体的な存在なのであった。どの面をとっても、他人は自分より「スケールが大きい」と彼には思われた。

しかし実際には、彼は容易に威圧されはしなかった。彼は安全を確保するために二つの方策を用いた。ひとつは他人に対する外面的な従順である〔第7章〕。第二は彼の心の中で他人へと振り向ける精神的なメドゥーサの頭である。この二つの方策を併用することによって、決して露わになることのない彼の主体性、それゆえ決してそれ自体として直接表現されることのない主体性は、安全に守られるのである。秘密であるから安全なのだ。どちらの方策も、呑み込まれ、非人格化されるという危険を避けるためのものである。

外面的には、彼は自分が木片にすぎないと装うことによって、自分がつねにさらされている危険、すなわち他の誰かの物になるという危険を先取りしたのである（大海において木片より安全なものがあろうか）。しかしそれと同時に、彼は自分の目の奥で他人を物に変え、敵をひそかに全面武装解除することによって、あらゆる危険を魔術的に無くしてしまったのである。自分の目の中で人格としての他人を破壊することによって、相手から彼を破壊する力を奪ってしまったのだ。相手の人格的な生気を枯渇させ、一片の機械と化すことによって、他人の生気が自分を呑み込み、自分の空虚に爆入したり、自分を単なる付属物に変えたりする、危険の基を切りとってしまったわけである。

この人は非常に生気にあふれた快活な女性と結婚していた。彼女は非常に活発で、強い個性と独自な精神の持ち主であった。彼は彼女に対して逆説的な関係にあった。すなわち彼はある意味では全くひとりで孤立しており、他の意味では彼女の寄生虫といってもよいほどであった。たとえば彼は、自分が妻の体にとりついた一匹のハマグリになっている夢を見たりしたのである。

まさにこのような夢を見ることがあったからこそ、彼はますます彼女を単なる機械と化すことによって、彼女の生気を食い止める必要があったのである。彼は彼女の笑いや怒りや悲しみを「臨床講義のような」正確さをもって語り、彼女のことを「それ」という言葉で表現したほどである。その感じはむしろ冷やかなものであった。「それからそれは笑い始めた」。彼の妻は「それ」であった。なぜなら彼女のすることは、すべて予言可能な決まりきった反応だったからである。たとえば彼女（それ）にありふれた冗談をいい、彼女（それ）が笑った場合、このことは彼女（それ）の完全に「条件づけられた」ロボットのような性質を示すものである。そしてこのロボットのような性質についての彼の見方は、あらゆる人間の行為を説明するときの、ある種の精神医学理論のやり方と全く同じものである。

彼がただ私に同意するだけではなくて、外見上は拒絶したり反対したりする能力をもっていることに、私は初めは驚き、喜びもした。というのは、彼は自分で思いこんでいる以上に彼自身の精神をもっているのに、ただ脅えているために、自律性を発揮できないだけなのだと思われたからである。しかし、彼が私に対して一見自律的人格として行動できるように思われたのは、私を生きた人間、独自の権利や自己性をもつ人格として見ずに、彼の情報投入に対して言葉で反応する一種の翻訳ロボットとみなす、秘密の策略のせいであることが明らかとなった。このように私をひそかに物とみなすことによって、彼は一個の「人格」であるように見せかけることができたのだ。彼が維持できなかったものこそ、ありのままに経験される人格対人格の関係だったのである。

このような恐怖が表現される夢は、これらの人たちに共通のものである。それらの夢は、存在論的に安定した人が見る、食べられる恐怖についての夢の単なる変種とは違う。普通、食べられるということは、必ずしもアイデンティティを失うことを意味しない。旧約聖書のヨナは鯨の腹中にあってもなおヨナ自身であることに変わりはなかった。事実、アイデンティティの喪失という不安を引き起こすほどの夢はめったにない。なぜなら、ほとんどの人は夢の中でどのような危険に遭遇しても、攻撃され傷つきはするが、基本的な実存の核までは損なわれないのが普通だからである。古典的な悪夢においても、人は恐怖のうちに目をさます。しかしこの恐怖は「自己」を喪失するという恐怖ではない。たとえば、ある患者は、彼の胸の上に乗って彼に窒息の恐怖を与える太った豚の夢を見る。彼は恐怖のうちに目覚める。しかし、この悪夢の場合には、彼はせいぜい窒息を恐れているだけで、彼の存在そのものの崩壊に脅えているわけではない。

患者の夢には、恐ろしい母親像あるいは乳房像を物に変えるという防衛方法がよく見られる。ある患者は、小さい黒い三角形が室の隅から生じてだんだん大きくなり、とうとう彼を呑み込みそうになるという夢を何度も見た。そしていつも非常な恐怖のうちに目を覚ますのであった。彼は数か月間、私の家族といっしょに生活した若い精神病者であった。私は共同生活をしたおかげで、彼をかなりよく知ることができた。私の見たところでは、彼が自己を取り戻せないという不安から解放されて、生き生きできる状況はひとつしかなかった。すなわちジャズに聞き入っているときである。

夢の中ですら乳房像がそれほどまでに非人格化されねばならないという事実は、母親像の自己に対する潜在的な危険の程度を示すものである。それはおそらく、最初の行きすぎた人格化と、正常な非人格化の過程の失敗とに基づくものであろう。

精神分析家メダルト・ボス（1957）が、精神病の前触れとなるいくつかの夢の例をあげている。ある夢の中で患者は火に呑み込まれる。

> 三十歳に近いその女性は、まだ完全に健康なときであったが、馬小舎で自分が燃える夢を見た。彼女のまわり、すなわち火のまわりに、徐々に大きくなっていくゴムの外皮が形成されていった。その外皮によって火が徐々に消されてゆくのを、彼女は自分の身体のなかば外側から、なかば内側から見ることができた。突然彼女は完全にその火の外側にとび出し、その外皮を破って空気を中に入れてやろうと、ものに憑《つ》かれたように棍棒でその火をたたいた。しかしすぐに疲れてしまい、彼女（火）は徐々に消えていった。この夢を見た四日後、彼女は急性の統合失調症になり始めた。その夢の細部において、彼女は精神病に特有の経過を正確に予言していたのである。彼女はまず硬直したようになり、事実上、包嚢に包まれたようになってしまった。六週間後、彼女はふたたび自分の生命の火の窒息を、全力で食い止めた。しかし、とうとう彼女は精も魂も尽き果ててしまった。それ以来、何年間も彼女は燃え尽きた噴火口のような状態でいる（p. 162）。

もうひとつの例では、他人を石化する現象が見られ、このことはその夢を見ている人自身が石化することを予告している。

……ある二十五歳の女性が、家族五人の夕食をつくっている夢を見た。彼女は料理をテーブルに出し終わって、両親と兄弟と妹を呼んだ。誰も応えない。深い洞穴のこだまのように自分の声だけが返ってくる。彼女はその家の突然の人気《ひとけ》のなさに薄気味悪くなる。彼女はあわてふためいて二階へ家族を探しにいった。最初に入った寝室には二人の妹がベッドに坐っていた。しかし、いくら呼んでも二人は不自然に硬直したまま応えようとしない。揺り起こそうと二人に近づいて、突然、彼女はその二人が石像であることに気づく。彼女は恐怖にとらわれてその部屋を飛び出し、母親の部屋にかけこんだ。しかし母親も石になっていて、肘掛椅子に坐ってじっと中空を見ていた。その後、彼女は父親の部屋に逃げこんだ。父親は部屋の真ん中に立っていた。彼女は絶望的な気持ちで父親にかけより、助けを求めて彼の首に抱きついた。彼もまた石になっており、彼に抱きついた途端、恐ろしいことに父親は砂になってしまったのである。彼女は非常な恐怖のうちに目を覚まし、数分間は動くこともできなかった。彼女はこの恐ろしい夢を数日間のうちに四回続けて見た。そのとき彼女は、外見的には心身ともに健康そのものだったのである。両親は彼女を一家の太陽と呼んでいたのだ。この夢を四回続けて見た十日後、彼女は急性の統合失調症にかかり、激しい緊張病症状を呈した。夢で見た家族の身体的石化と明らかに同じ状態に、彼女自身が陥ったのである。夢の中でただ他人の中に観察していた行動様式が、いまでは彼女の起きているときの生活を支配しているのである（pp. 162-3）。

もっとも恐れられている危険が現実に起こるのを先回りして、まさにその危険が達成されるというのが、ある点で一般的な法則のようである。それゆえ、自律性を捨てることが、ひそかにそれを守る手段となるのである。また仮病を使ったり死んだふりをすることが、自分の精気を維持する手段となる（Oberndorf, 1950 参照）。自分を石に変えてしまうことが、他人によって石にさせられないための方法なのだ。「汝、堅固たれ」とニーチェは説いている。ニーチェの言わんとしたこととは別の意味においてであろうが、石のように堅くなり死んだようになることによって、他人によって死物へと変えられる危険性を先回りして防ぐのである。自分を十分に理解する（自分を呑み込む）ことは、他人による理解の渦に吸い込まれる危険性からの防衛手段なのである。自己愛によって自己を食い尽くすことが、他人によって食い尽くされる可能性をなくしてくれるのだ。

また他人への攻撃方法として好まれるものも、自分に対する他人の関わり方の中に含まれている攻撃と、同じ原理にもとづくようだ。したがって、自分の主体性が他人によって埋没させられ、侵犯され、凍結されるのではないかと恐れている人が、他人の主体性を埋没させ、侵犯し、抹殺しようとするのはよく見られる。この過程は悪循環を引き起こす。すなわち、他人の個性を無視することによって、自分の自律性とアイデンティティを維持しようとすれば、ますますそれを続行しなければならないように感じられてくるのだ。なぜなら、他人の存在論的位置を否定するたびに、自分自身の存在論的安定性が弱まり、したがって他人による自分への脅迫が強まり、さらに一層絶望的にそれを否定しなければならなくなるからである。

このように、人格的自律性の感覚が傷害を受けているということは、他人との関係においても自己自身においても、人格としての自己感覚を保持できていないということである。他人がいなければ自己の存在も維持できないのだ。すなわち、自己自身でいることができず、ひとりで存在することができないのである。症例ジェイムズが述べているように、「他の人たちが私に存在を与えてくれる」のである。このことは、他人が自分の存在を奪うという、上に述べた恐怖と真っ向から矛盾するように思われるかもしれない。しかし、いかに矛盾だらけの馬鹿げたものであっても、この二つの態度はともに彼の内に存在するのであり、この種の人間に特徴的なことなのだ。

自分を自律的なものとして経験する能力をもっているということは、自分が他のいかなる人とも異なった、独立の人格であることを明確に認識するに至っていることを意味する。他人の喜びや悩みにいかに深く関わろうとも、彼は私ではないし、私は彼ではない。いくら孤独で悲しくても、人はひとりで存在することができる。その人自身の現実を生きている他人は私ではないという事実がある一方、彼に対する私の愛着も、私の側の思いにすぎないという事実が存在する。たとえ彼が死亡していなくなっても、彼に対する私の愛着は存続する。しかし他人の死を私が代わって死ぬことはできない。また彼が私の死を死ぬこともできない。この哲学者ハイデッガーの思想についてサルトルも語っているが、他人は私に代わって愛することもできないし、私の決断を代行することもできない。同様に、私が彼に代わってこれらのことをすることもできない。要するに、私は彼ではありえないし、彼は私ではありえないのだ。

自分を自律的なものと感じられないということは、他人からの独立性も、他人への関係性も普通に経験することができないということである。自律性の感覚が欠如しているということは、次のことを意味する。すなわち、人間の相互性という構造の内部では、現実にはありえないほどに自分の存在が他人に縛られていると感じたり、他人が自分に縛られていると感じたりすることを意味する。自分の存在論的位置は他人への依存である（すなわち、自分の存在は他人のおかげである）という感情が、真の相互性にもとづく他人への関係性や愛着に取ってかわる。こうなると、他人の生命－血液が、自分の生存に必要であると同時に脅威でもある、ハマグリや吸血鬼のような関わり方でなければ、完全な分離と孤立しかないと考えられるようになる。したがって、独立性と関係性ではなく、完全な孤立とアイデンティティの融合とが両極となる。この実行困難な両極端の間を、彼は絶え間なく揺れ動く。ある点に達するまでは、刺激と同方向の正の方向性がはたらき、その点までくると、内蔵されている負の方向性が刺激と反対方向にはたらき、またある点までくると、正の方向性がはたらき始めるようなオモチャがあるが、彼の生活はちょうどこのオモチャのようなものとなる。この往復運動は永久に繰り返されるのである。

私の存在には他人が必要なのだとジェイムズは言った。これと同じようなディレンマに悩んでいる、別の患者の行動を見てみよう。彼はひとりで一部屋に暮らし、わずかの貯金で質素に生活していた。彼は何か月も世の中から全く隔絶して、白日夢を見ながら生活していた。しかし、彼はそうするうちに自分が内部で死にかかっているように感じ始めた。彼はますます虚ろになり、「私の生きざまが衰弱していく」のに気づいた。自分ひとりで生きていくことに、彼の大きな誇りと自尊心とがあったのだが、しかし非人格化の状態が進行するにつれて、「過度」のではなく「適量」の他人を得るために、束の間の略奪を求めて社会生活へと合流してゆくのであった。それは禁酒期間に突然がぶ飲みのドンチャン騒ぎを始めるアルコール中毒患者のようであった。ただ彼が、後悔しているアルコール中毒患者や麻薬中毒患者と同じように恐れている耽溺は、他の人間への耽溺であるという点が違うのである。しかし、すぐに彼は自分の入り込んだ輪に捕えられ、罠にかけられそうだと感じるようになり、絶望と疑惑と羞恥の入りまじった気持ちで、ふたたび自分だけの孤立へと引きこもってしまうのであった。

以上に論じた点のいくつかは、次の二つの症例で具体的に見ることができる。

**症例Ⅰ**　孤独感の不安　R夫人の当面の悩みは、街なかにいることへの恐怖であった（広場恐怖症〔agoraphobia〕）。しかし、さらに調べてみると、街なかにかぎらず自分ひとりだと感じ始めるときに、彼女の不安は生じてくるのだということが明らかとなった。本当はひとりではないと感じているときにかぎり、彼女はひとりでいることができた。

簡単にいえば彼女の話は次のようなものである。彼女はひとりっ子で寂しい子供であった。家族によるあからさまな無視や敵意があったわけではないが、彼女には、両親はお互いのことに夢中で、子供にまで気をくばる余裕がないように思われたのだった。彼女はこの生活の穴を埋めようと願いながら成長したが、どうしても自己満足の状態や自分自身の世界に没入することには成功しなかった。他の誰かに対して大切な人間になることが、彼女の変わらぬ願望であった。つねに他の誰かがいなければならなかった。彼女はできれば愛され賞讃されたかったが、それが無理なら、気づかれずにいるよりは憎まれた方がましであった。彼女はどのような点においてでも構わないから、とにかく他の誰かにとって意味のある人間になりたかった。このことは、彼女が両親にとってはあまり重要な意味をもたず、愛されも憎まれもせず、褒められもしなければ恥ともされなかったという、子供のころの変わらぬ記憶と対照をなすものである。

したがって、彼女は鏡で自分を見ても、自分が誰かであると信じることはどうしてもできなかったのである。そして、そばに誰もいないときには、その恐怖に耐えることができなかった。

　彼女は非常に魅力的な女に成長し、最初にその魅力に気づいてくれた男と十七歳で結婚した。いかにも特徴的なことだと彼女に思われたのは、婚約を告げるまで両親は娘に何かが起こっていることに気づいていなかったということである。夫の温かい心づかいのもとで、彼女は誇らしくもあり自信をもつこともできた。しかし軍隊の将校であった夫はまもなく外国に配属された。彼女もいっしょに行くというわけにはいかなかった。この別れに際して、彼女は激しいパニックを経験した。

　夫の不在に対する彼女の反応は、彼を恋い慕っての落胆や悲しみではなかったという点に留意しなければならない。それは（私の考えでは）彼女の内部で何かが崩壊することによるパニックだったのだ。その内部の何かは、夫の存在と夫の絶えざる心づかいによって存在しえていたものである。彼女は一日でも雨が降らないと萎れてしまう花だったのである。ところが母親の突然の発病によって、彼女に救いが訪れた。母の看病に来てくれるようにとの熱心な嘆願を父親から受けたのである。彼女が言うには、それから一年間の母の病気の間、彼女はかつてないほど充実した生活を送った。彼女が家政の中心であった。母親が死んで、自分がやっと大切な意味をもつようになった場所を離れて、夫のもとに戻るのだという考えに囚われるまでは、パニックの痕跡すら見られなかった。この一年の経験で、彼女は初めて両親の子供であると実感するようになっていたのだ。これに対して、夫の妻であるということは、どういうわけか、もう表面的なことになってしまっていたのである。

この場合にも、母親の死に対する悲しみは認められない。このとき彼女は自分がひとりきりになる可能性を計算し始めたのである。母親はもう死んでしまった。あとは父親と夫。「その他には――何もない」。このことは彼女を失望させたのではなく、まさに恐怖させたのである。

それから彼女は外国にいる夫のもとへ行き、数年間は楽しく暮らした。彼女は夫に対して最大の心づかいを求めた。しかし、夫の心づかいは徐々に少なくなっていった。彼女は落ち着かず、不満であった。この結婚は破綻し、彼女はロンドンのアパートに戻って父親と暮らすようになった。父親との生活を続ける一方で、彼女はある彫刻家の愛人兼モデルになった。数年間このような生活をしたあと、彼女は私のところへ来たのであるが、そのとき彼女は二十八歳であった。

街についての彼女の話はこうである、「街には人びとが仕事で行ったりきたりしている。自分に気づいてくれるような人にはめったに会いません。気づいてくれてもちょっと会釈をするか二、三分おしゃべりをする程度です。誰も傍らを歩いている人間が何者なのか知らない。みんな自分のことに夢中なんです。誰も他の人のことなど気にもしていません」。彼女は街で卒倒した人の例をあげ、これは誰にでも起こりうることだと言う。「誰も気にもかけない」。彼女はこのような状況を想定して、不安を感じているのである。

この不安は街なかにひとりでいること、あるいはむしろひとりきりでいると感じることの不安であった。本当に彼女を知っている人と出かけたり、そういう人に出会ったりしたときには、彼女は何の不安も感じなかったのである。

父親のアパートでも彼女はひとりでいることが多かったのだが、この場合は少し意味が違った。つまり、そのアパートにいるときは、決して本当にひとりきりだとは感じなかったのである。彼女は父の朝食を作る。なるべく時間をかけて、ベッドを直したり洗濯をしたりする。のろのろした動作で一日をもたせるのであった。しかし彼女はあまり気にかけなかった。「あらゆるものが身近で親しみがあった」。父親の椅子もあり、パイプ掛けもある。壁には母の肖像画が掛かっていて彼女を見おろしている。これらの身近な物体が、まるでその持ち主を現前させるかのように、家を明るくしてくれるのである。このように、彼女はたとえひとりで家にいるときでも、魔法のように誰かをそばに置いておくことができた。しかし、せわしなく騒々しい街なかにあっては、すべてが正体不明であり、この魔法も効かなくなってしまうのだった。

しばしばヒステリーに関する古典的精神分析理論と考えられているものを、この患者に無神経に適用すると、この女性は無意識のうちにリビドー（本能的・性的エネルギー）によって、父親に拘束されていることになろう。したがって、無意識的な罪悪感と、罰への欲求および（または）恐れとを伴う拘束である。彼女が父親との長いリビドー的な関係を清算できなかったということは、このような見解を裏づけるように思われるかもしれない。しかも彼女は父親と共に暮らすことにし、いわば母親の代わりを務めようとしたし、二十八歳の女として、一日の大部分を事実上父親のことを考えて過ごしていたのであるから、なおさらそのように考えられるかもしれない。病気中の母親への献身は、母親への無意識的な愛憎並存〔ambivalence〕についての、無意識的な罪悪感の結果と言えるかもしれない。また母親の死に関する不安は、母親の死が実現することに対する、無意識的な願望についての不安なのだと考えられるかもしれない[7]。

しかし、この患者の生の中心問題は彼女の「無意識」のなかに見いだされるものではない。問題は、彼女にとってもわれわれにとっても、見えるところにある（しかし、この患者には、自己に関して判っていないことはそれほど多くない、という意味ではない）。

彼女の生全体の中心点は、彼女の存在論的自律性の欠如である。彼女を知っている人が実際にそばにいなかったり、その人を眼前に彷彿とさせることができないときには、自分のアイデンティティについての感覚は彼女から引いて無くなってしまうのだ。彼女のパニックは、彼女の存在が消えてゆくときに起こるのである。彼女は妖精ティンカー・ベルのようなものなのだ。彼女が実存するためには、自分の実存を信じてくれる他の誰かが必要なのである。愛人が彫刻家であり、彼女がそのモデルであることがいかに必要であったか！　彼女の存在の大前提がこのようなものである以上、自分の存在が認められない場合に、不安でいっぱいになるのは避けられない。彼女にとっては、存在すること〔esse〕は知覚されること〔percipi〕なのだ。しかし、身元不明の通行人や偶然の顔見知りとして見られることではない。なぜなら、このように見られることこそ、彼女を石化させ〔petrify〕すくませるものなのだ。正体不明の大した意味のない人間として、あるいはひとつの物として見られた場合、彼女は実際に誰でもなくなってしまうのであった。彼女は見られる通りに存在したのである。たまたま彼女を見てくれる人がいないときには、自分を必要としているような人、自分を一個の人格として受け取ってくれる人（父親、母親、夫、恋人など、その時期に応じて）を魔法のように眼前に呼び出さねばならなかった。このような、彼女の実存を左右する人物がいなくなったり死んだりした場合、それは悲しみの問題ではなくパニックの問題なのであった。

彼女の中心的問題を「無意識的なもの」へとすりかえることはできない。彼女が売春婦であるという無意識的な空想を抱いていることがわかったとしても、それでは彼女の街を歩くときの不安の説明にはならないし、街路で倒れても助けてもらえない女性に関する彼女の夢想の説明にもならない。むしろ逆に、無意識的な空想の方こそ、彼女の自己存在、対自存在を含む中心問題によって説明され、そのような観点から理解されるべきなのである。彼女がひとりでいるのを恐れているのは、近親相姦のリビドー的空想や、自瀆に対する「防衛」ではない。これらの空想こそ、ひとりでいることの恐怖に対する防衛なのだ。娘であることへの「執着」もすべてそうである。それらはひとりきりでいることの不安を克服する手段なのだ。いわば喜びを求めて進む出発点というものを、自己の内にもつことができるような実存的位置に彼女が立っているのなら、その無意識的な空想は、全く別の意味をもつかもしれない。しかし実際は、彼女の性生活と空想とは、まず存在論的安定を求める努力であって、喜びを得ようとしてのものではなかった。恋をしているときには、この安定の錯覚が得られ、この錯覚にもとづいて喜びが可能となったのである。

この女性をいかなる意味にせよナルシシストと呼ぶことは、全くの誤りであろう。彼女は自分の姿と恋をすることはできなかった。彼女の問題を、性意識の発達すなわち口唇期、肛門期、男根期などの諸段階の問題に置きかえるのも正しくない。彼女は「年ごろ」になるや、藁をもつかむような気持ちで性にすがりついた。彼女は不感症ではなかった。彼女が一時的にせよ存在論的に安定している場合には、オルガスムは肉体的に喜ばしいものでありえたのである。彼女を愛している人との性交において（彼女は他人に愛されることを信じることができた）、おそらく彼女は最上の瞬間を享受したのである。しかし、それは儚いものであった。彼女はひとりになることができず、また恋人を自分のもとでひとりにすることもできなかった。

注目されたいという欲求を彼女が持っているということから、露出症というもうひとつの決まり文句を当てはめたくなるかもしれない。この場合も、実存的に考えた場合にのみこういう文句は妥当である。したがって、後に詳論するつもりであるが、彼女は「見せびらかす」ことはしたが、「本心を見せる」ことは決してなかった。すなわち、彼女は自分を見せる（ex-hibit〔外に出す〕）一方で、つねに自己を内へと抑えこんで（in-hibit〔抑制して〕）いたのである。それゆえ他の人と共にいるときには、表面的には彼女の難点は現れないが、実際はいつもひとりで孤立していたのだ。彼女の難点は、他の人と共にいるときには全く目立たないのである。しかし、自己の自律性についての信念と同様、他人の自律的実存についての認識も非常に希薄なものであったのは明らかである。彼らが彼女の眼前にいない場合は、彼女にとって、彼らは存在しないことになるのであった。オルガスムとは、彼女を所有している男を抱くことによって、彼女自身を所有する手段であった。しかし、彼女はひとりでは自己であることができなかった。したがって真に彼女自身であることは全くできなかったのである。

**症例Ⅱ**　何世紀にもわたって観察されてはきたが、いまだに十分に説明されていない、性格に関する非常に奇妙な現象は、ある人が他人の性格の媒介者のように見える現象である。他の誰かの性格が、彼に「憑《と》りつき」、彼の言葉と行動を通して表現されるように思われ、一方彼自身の性格は一時的に「失われ」、「なくなって」しまうのである。これにはいろんな程度の差がある。誰それは「父親に似ている」とか、「母親の気性が娘に出ている」とかいう単純な良性のものから、自分が憎悪し（または）全く疎遠と感じている性格を、強迫観念のもとに引き受けてしまうという極度の苦痛にいたるまで、その程度はさまざまである。

この現象は、無理やり強迫的に起こるときには、アイデンティティの感覚に分裂を引き起こすという点で、もっとも重要なものである。このようなことが起こることへの恐怖が、呑み込みと爆入の恐怖の要因となっているのだ。そのような人は誰かを愛することを恐れるかもしれないのである。なぜなら、彼は強迫的に自分の愛する人のようになってしまいそうに思うからである。後に示すように、これが統合失調症の閉じこもりのひとつの動機である。ある人の自己および人格が、このような疎遠な影のアイデンティティ〔sub-identity〕による呑み込みによって、みずからのアイデンティティと現実感を喪失するほどにまで変様を受ける様子を、次の症例によって具体的に見てみよう。

四十歳になるD夫人は、まず、曖昧ではあるが激しい恐怖についてその悩みを述べた。すべてが恐ろしく、「空すら」恐ろしいと彼女は言った。彼女は永続的な不満感や、夫に対する数えきれないほどの怒りの発作を訴え、特に自分の「信頼性の欠如」に苦しんでいた。彼女の恐怖は、「まるで誰かが体内に生じてきて、私の外にとび出そうとしているかのようだ」ということであった。彼女は母親に似ていることを恐れていた。母親を嫌っていたのである。彼女が「頼りなさ」と呼んだものは挫折と困惑の感情であったが、彼女はそれを、自分のしたことは何も両親を喜ばせなかったらしいという事実に関連させていた。彼女があることをすると、それではだめだと言われ、また別のことをすると、それでもだめだと言われるのだった。彼女は、彼女の言葉によると、「両親が私にどうなってほしいのか」がわからなかった。これに関して彼女は、自分が実際にどのような人間であり、どのようにならねばならないのかを知る手掛かりを両親が全く与えてくれなかったことを、何よりも非難するのであった。彼女は、「確信」をもっては良くも悪くもなれなかった。なぜなら彼女の両親は、彼女が感じたところでは、愛憎賛否の表現が非常に曖昧で頼りなかったからである。回想によって、彼女は両親が自分を憎んでいたと結論した。しかし、その当時はどうしても両親の気持ちが読みとれず、自分に期待されていることを探りだすのに精一杯で、彼らを愛することはもちろん、憎む余裕も持てなかったのだと彼女は言った。そして彼女は「安らぎ」を求めているという。彼女は自分の行くべき道を示してくれるような方向づけを私に求めていたのである。彼女には、私の非命令的な態度が許しがたかった。それが明らかに父親の態度と同じものに思われたからである。「何も尋ねないでください。そうすれば嘘を言わずにすむのです」。しばらくの間、彼女は強迫的な思考に落ちこみ、「何のためにこんなことを?」、「なぜこんなことを?」などと、憑りつかれたように自問自答するのであった。彼女はこれを、他の人から安らぎを得ることができないので、自分の思考から安らぎを得ようとしているのだ、と解説するのだった。彼女はひどく憂鬱になり、自分の気持ちについて無数の不平を並べ始めた。自分の気持ちがあまりにも子供っぽいと言うのである。彼女は自分がいかにみじめであるかを長々と語った。

さて私には、「彼女」がその真の自己に対してはみじめに思っていないように思われた。彼女はむしろ、やっかいな子供について苦情を言っている、怒りっぽい母親のように見えた。母親がまさに「彼女から出てきて」、「彼女の」子供っぽさに不平を言っているようであった。これは「彼女の」自分自身についての不平ばかりでなく、他の点についても言えることであった。たとえば、彼女は夫や子供に対して、彼女の母親のようにわめき続け、母親のように[8]あらゆる人を憎み、母親のように叫び続けた。彼女は自分自身になることができず、いつもその母親であることしかできなかったがゆえに、彼女にとって人生はみじめなものだったのである。しかし、孤独で途方にくれ、恐怖し困惑しているときの方が真の自己になれることを彼女は知った。それと同時に、わざと怒ったり、憎んだりわめき散らしたりするようにしているのだということも、彼女はわかっていた。というのは、自分をそのように仕立てあげることによって（すなわち母親のようになることによって）、もはや恐怖を感じないで済んだからである（もはや自分自身ではなくなるという犠牲を払ってではあるが）。しかし、こういった策略の余波として、嵐が過ぎると彼女は虚脱感（自分でなかったことに対する）に襲われ、彼女がなりきっていた人間（母親）に対する憎悪と、自己欺瞞による自己への憎悪とに打ちひしがれることになる。これは自己であることの不安を克服する方法としては間違っていると気づいたとき、彼女は、自己でなくなることによってこの不安を避けるのは、不安（病気〔dis-ease〕）なままでいるより悪い治療法なのかどうか、決断しなければならなくなった。彼女が私に対して経験した欲求不満は、私に対する激しい憎悪の誘因ともなったのであるが、これはリビドー的・攻撃的衝動の欲求不満の転移によっては十分に説明されるものではなかった。それはむしろ実存的挫折とでもいうべきものである。それはすなわち、彼女が私から引き出そうとした「安らぎ」を私が与えずに、彼女のあるべき姿を教えてやらずに、彼女自身にそれを決定させるようにしたことから生じてきた実存的挫折なのである。両親が彼女についての定義をしてくれれば、彼女はそれを人生の出発点とすることができたのに、彼らがこの責任を果たさなかった以上、自分の誕生は認められていなかったのだと彼女は感じていたのであるが、私が「安らぎ」を与えることを拒否したことによって、彼女のこの感情はさらに激しくなったのである。しかし私がこういう「安らぎ」を与えずにおくことによってのみ、彼女が自分でこの責任を引き受けるような状況を作り出すことができるのである。

したがってこの意味においては、ヤスパースの表現を借りれば、精神療法の務めは患者の自由への呼び掛けなのである。精神療法の技術の大部分は、このことを効果的に行なう能力にかかっているのだ。

# II

第4章　肉化された自己と肉化されざる自己

いままで私は、基本的な存在論的不安定の諸相としての不安のいくつかを特徴づけようとしてきた。これらの不安はこういった実存的状況のもとに生起するものであり、その状況の関数である。自己の存在に関して安定している人の場合には、これらの不安はこれほど執拗に生起することはない。なぜならこれらの不安がこのように生起し続けるいわれがないからである。

しかしながらこのような基本的安定性が欠如している場合でも、人生は立ち止まってはくれない。そこでこれから答えねばならない問題は、存在論的に不安定な人の場合に、自己に対する関係はいかなる形に進展してゆくのかという問題である。自己自身とのいかに激しい葛藤にも耐えぬく、あの基本的統一感をもつことができず、むしろ精神と肉体とに引き裂かれたものとして自己を経験するようになってしまっている人たちがいるのだが、これからそういう人たちについて述べたいと思う。彼らは普通、「精神」との一体感を強く感じている。

この本でこれから主に扱うことになるのは、自己の存在がその内部で形成する基本的な様式に関するものである。この分裂は、根底に横たわる不安を処理する試みであることがわかるだろう。それが不安と共に生きてゆく手段であったり、不安を超越する試みであることもある。しかしこの分裂は、ある程度は不安に対する防衛でもあるのだが、その不安を永続させる傾向もあり、精神病にいたる一連の展開の出発点となることもある。肉化されないように感じられる部分とだけあまりにも自己を同一化させている場合には、その人はつねに精神病になる可能性をもっている。この章で私はまず図式的に一般化して、肉化された自己〔embodied self〕と肉化されざる自己〔unembodied self〕とを対照させるだろう。次にその後の数章において、直接精神医学者に関係のないような点は一応たな上げして、全体としての人間存在の恐るべき崩壊、つまり精神病へと至りうる経過を、特に詳細に論じることにする。

## 肉化された自己および肉化されざる自己

いかに肉体に縁遠い人でも、大抵は自分の肉体と、あるいは肉体の中に、分かちがたく結びつけられているものとして自己を経験する。普通は、自分の肉体が生きていて現実的、実体的だと感じる度合いに応じて、自己が生きていて、現実的、実体的だと感じるものである。大部分の人は、肉体とともに生まれ肉体とともに死ぬと感じている。このような人は自己を肉化されたものとして経験しているということができよう。

しかし、このような人間ばかりとはかぎらない。緊張したときには「正常」な人でもある程度は肉体から離れたように感ずるものであるが、このような人は全く問題ないとして、いつも肉体から遊離しているように感じている人たちがいるのだ。このような人に関しては、「彼」は決して人間の姿をしたことがないといってよい。また彼は自分のことを多かれ少なかれ肉化されざるものとして語るだろう。

ここには、生における自己の位置の根本的な差異が見られる。肉化されたものと肉化されざるものを両極端とすれば、人間存在の二つの異なったあり方があることになる。大部分の人は前者を正常で健全なものと考え、後者を異常で病的なものと考えるだろう。この研究においては、このような評価は全く不適切である。ある観点からすれば肉化が望ましいと思われるかもしれない。しかし別の観点からすれば、人間は肉体の鎖から解放されて肉体をもたない霊性の高みへとのぼることをめざしているのだということも可能なのである。[9]

ここにあるのは二つの根本的な実存状況である。実存状況の違いによって、ある文脈で生ずる善悪、生死、アイデンティティ、現実・非現実などの基本問題が、他の文脈では生じなくなるわけではない。むしろそれらの問題の根本的に異なった文脈が、それらの問題を生きぬく基本的形式を規定するものなのだ。この二つの極端な可能性を考察する際には、そのどちらか一方に近い立場をとる人が、他人と世界に対する自己の関係性をどのように経験するかに注目する必要がある。

肉化された人間は、肉と血と骨であり生物学的に現実的であり生きている、という感覚をもっている。彼は自分が実体的であることを知っている。自分が肉体の「中」にいるかぎりにおいて、彼は人格的連続感をもつものなのだ。彼は自分の肉体にふりかかる危険にさらされているものとして自己を経験するであろう。すなわち、攻撃、不具、病気、衰弱、死などの危険はすべてそういうものである。彼は肉体的な欲望や、肉体的な喜びや挫折と分かちがたく関わっている。それゆえ自分の肉体に関する経験が彼の出発点でも基盤でもあり、それによって彼は他の人間存在と共存する一個の人格になることができるのである。

しかし、たとえ自己の存在が「精神」としての自己と肉体としての自己とに分割されていなくても、彼の内部で内輪もめが起こっていることも大いにありうる。つまり彼の位置は、ある程度肉体から分離しているような人よりも、不安定なこともありうるのである。なぜなら、部分的にしか肉化されていない人がしばしば感じるような、肉体的危害には侵されないという感覚は、彼には欠けているからである。

たとえば、統合失調症のために二度にわたって長期入院していた男が次のような話をしてくれた。それは、まだ正気のときに夜道で襲われたときの彼の反応の仕方に関する話であった。小道を歩いているとき、二人の男が向こうから近づいてきた。彼の横まできたとき、そのうちのひとりが突然棍棒で彼に殴りかかってきた。すこし的がはずれて、彼は一瞬めまいがしただけであった。彼はよろめきはしたがすぐ立ち直って、素手ではあったがその暴漢たちに立ち向かった。若干の乱闘ののち彼らは逃げ去った。

興味深いのは、この出来事に対する彼の経験の仕方である。殴られたときの最初の反応は驚きであった。次に、まだめまいを感じながらではあるが、自分が襲われるのは全くいわれがないと考えた。彼は一銭の金も身につけていなかった。彼からまきあげるものは何もない。「彼らは私をたたきのめすことはできても、何も害を加えることはできなかったのです」。すなわち、彼の肉体にいくら危害を加えても、本当に傷つけることはできなかったのである。もちろんこのような態度は、たとえばソクラテスが善なる人には危害はありえないと主張するような意味では、最高の知恵ということもできる。しかし今の場合は、「彼」と「肉体」とが分離しているということなのである。このような場合、彼の恐怖は普通の人よりはるかに少ない。なぜなら、彼の立場からすれば、本質的に彼に属するもので失うものは何もないからである。しかし他方では、彼の生活は普通の人にはない不安で満たされているのである。自分の肉体の欲求や行動と深く関わっている、いわゆる肉化された人間は、そのような肉体的欲求や行動にまつわる罪悪感や不安にさらされている。彼は肉体的な喜びと同様、肉体的不満にもさらされている。肉体の中にいるということは激しい自責に対する避難所にはならない。肉化それ自体は、絶望感や無意味感に対する保証にはならない。肉体をこえて、自己が何物であるのかを知らねばならない。要するに肉体＝自己といえども、存在論的疑惑や不安の侵入に対する不落の要塞ではないのだ。それ自体では精神病の防波堤ではないのである。また、自己の存在についての経験の、肉体的なものと非肉体的なものへの分裂も、潜在的精神病の指針というわけではない。これは完全な肉化といえども、何ら正気の保証にはならないのと同じことである。

　自分の肉体に真の基礎をもつ人間が他の点でも統一的、全体的人格だとは決していえないけれども、少なくともこの点に関しては、完全な出発点をもっているということはできる。このような出発点は、自己－肉体二元論によって自分を経験する人の前に待ちかまえている病的なものとは違った、一連の可能性に対する前提条件となるであろう。

## 肉化されざる自己

　これは自分の自己を、多かれ少なかれ自分の肉体から分離し切り離されたものとして経験する場合である。肉体は、その人自身の存在の核としてよりも、世界における他の物体のうちのひとつとして感じられる。肉体は、真の自己の核ではなく、偽りの自己〔false self〕の核として感じられる。そして肉体から分離した「内部」の「真の」自己が、あるいは優しくあるいは面白がって、ときには憎悪しながらそれを見つめているのである。

このように、肉体から自己が分離することによって、この肉化されざる自己は世界の生のいかなる局面にも、直接的に関わることはなくなる。現実界はもっぱら肉体の知覚、感覚、動き（表情、ジェスチャー、言葉、動作など）によって媒介される。肉化されざる自己は、あくまでも肉体の所業の傍観者であって直接なにかに関わるということはない。自己の機能は肉体が行なうことに対する観察、制御、批評となり、一般に純粋に「精神的」といわれている働きになる。

肉化されざる自己は、度を超えて意識的になる。

それは、理想的な自己のイメージ〔imago〕を据えようとする。

それは、自己と自己、自己と肉体の関係を進展させ、非常に複雑なものとなる。

さて、肉化された人間に関する精神病理学的研究は非常に多くなされてきたが、このように、その存在が根本的に分裂しているような人間に関するものはほとんどない。もちろん自己と肉体との一時的な分離状態に関する研究は行なわれてきた。しかし、それらの分離は肉化されたものとしての自己という本来の立場からの派生にすぎず、緊張によって一時的に分離しただけであって、危機が過ぎればまた本来の肉化された自己の位置へと戻るものと考えられているのが普通である。

## ある「境界線的」症例――デイヴィド

ここでできるだけ注釈をつけずにデイヴィドのことを書いてみることにする。というのは、このような人たちとこのような問題が、現実に存在するのであって、私の作り事ではないのだということを、読者にはっきりと知ってもらいたいからである。この症例は今後の一般的な議論の土台としても役立つことになろう。

私がデイヴィドに会ったのは、彼が十八歳のときであった。彼は一人息子であったが十歳のときに母親に死なれていた。それ以来、彼は父親と暮らしていた。中等学校を終えると彼は哲学をやるために大学へ入った。父親からみると、息子には精神科医に会わねばならぬような点はなかった。しかし大学の指導教師は彼のことが心配であった。なぜなら彼は幻覚におそわれることがあったようだし、行動も少し妙なところがあったからである。たとえば彼はマントを着て講義に出てきた。またステッキをもち歩いていて、振舞いもわざとらしかった。そして彼の話にはやたらと引用句が多かった。

息子についての父親の話は非常に貧弱なものであった。息子はいままで完全に正常だった、現在の風変わりな様子は青年期の徴候にすぎない、と父親は考えていた。彼はいつも良い子であったし、言いつけられたことは何でもしたし、何も面倒はかけなかった。母親は彼に夢中であった。彼は母親から離れられなかった。母親が死んだとき、彼は「非常にけなげ」であったし、父親を助けるためにどんなことでもやった。彼は家事や炊事をし、食物の買い物もほとんど彼がした。彼は母親の仕事を「引き継ぎ」、母親を「見習った」。刺繍やつづれ織や室内装飾にまで母親の好みをとり入れたほどであった。こうしたことを、父親は賞讃して自慢げに話すのであった。

　この青年は非常に異様な感じの人物、たとえばコメディアンのダニー・ケイ演ずるところの若き哲学者キェルケゴールといった感じであった。髪は非常に長く、襟は大きすぎ、ズボンは極端に短くて、馬鹿でかい靴をはいていた。しかもあの劇場用の中古マントとステッキ！　ただの風変わりなどではなかった。私は、この若者は風変わりを演じているのだという印象をぬぐいきれなかった。あらゆる効果がわざとらしく仕組まれたものであった。しかしなぜこのような効果を仕組まねばならないのであろうか[10]。

　確かに彼は非常に熟練した俳優であった。というのは、少なくとも母親の死以来、彼は何らかの役を演じてきたのであるから。それ以前は、彼が言うには「私はただ母の望むような子供であっただけです」。母親の死については次のように語った、「私が憶えているかぎりでは、私はむしろうれしかった。少しは悲しかったかもしれない。とにかくそう思いたいですね」。母親が死ぬまでは、彼はただ母親が望むとおりの人間であった。彼女の死後、彼にとって彼自身になることは容易なことではなかった。彼のいう自分の「自己」と自分の「性格」とは全く別々のものだということを、至極当然のこととして彼は成人した。その他の可能性は本気で考えたこともなかった。そして他の人間の構造も同じようなものであろうと信じこんでいた。彼自身の自己経験にもとづく、人間の本性一般に関する彼の見解は、人間はすべて俳優であるというものであった。これが、彼の人生を支配した人間存在に関する確固たる信念、あるいは思い込みだったのだということを読みとることが大切である。彼が母親の望みどおりの人間に簡単になりきることができたのは、このためだったのである。なぜなら、彼の動作はすべて彼の演ずる何らかの役柄に属するものにすぎなかったからである。それらの動作がいやしくも彼の自己のものだと言いうるとすれば、それはただ「偽りの自己」のものであるにすぎない。すなわち、彼の意志ではなく彼女の意志によって行動する自己に属するものなのである。

彼の自己は彼の動作に直接現れることは決してない。彼は幼児のころから、一方に彼「自身の自己」をもち、他方に「母がかくあれかしと願った彼」、彼の「性格」をもっていたようである。彼はここを出発点とし、彼自身の自己（これは彼だけが知っている）と他人が見ることのできる彼との間の分裂を、できるだけ見事にやってのけることを自分の目的とし理想としたのである。彼は不本意ながらいつも自分は内気で自意識的で傷つきやすいと感じていたので、ますますその方向に深入りしていった。つまりいつもある役柄を演じていることによって、自分の内気、自意識、傷つきやすさをある程度克服できるということに気づいたからである。どんなことをしていても、それは自分ではないと考えることによって安心することができたのである。こうして彼は前に述べたのと同じ防衛方法を用いたのである。すなわち、彼は不安を緩和するために、その原因となっている状況をさらに悪化させたのだ。

彼がつねに心に留めていた重要な点は、自分はある役柄を演じているのだということであった。多くの場合、彼は心の中で誰か他の人を演じていたのであるが、ときどき自分自身(彼自身の自己)の役を演じることがあった。すなわち、単純に自然に彼自身になるのではなくて、彼自身であることを演じたのである。彼の理想は、決して本当の自分を他人に見せないことであった。したがっていろいろな役を演じながら、彼はできるだけ判りにくい曖昧な言葉を使った。しかし自分自身に対しては、できるだけ素直で誠実になるのが彼の理想であった。

彼の存在の全構造は、彼の内的「自己」と外的「性格」との逆接のうえに成り立っていた。彼の「性格」すなわち他人に対する振舞い方が異常な感じを与えないまま、このような事態が何年間も続いたということは驚くべきことである。

彼の「性格」は真の自己表現ではなくて一連の扮装なのだということは、彼の外見からは判らなかった。彼が学校時代に演じたのは、機知に富んでいるが少し冷たい、かなりませた生徒の役柄であったという。しかし彼に言わせると、十五歳のときに彼は、「それはいやなしゃべり方をしていた」ので人気がなくなったことに気がついた。そこで彼はこの役柄を、もっと人に好かれる性格に「まんまと」切り換えたのである。

しかし自分の存在のこうした構造を維持しようとする彼の努力は、二つの脅威にさらされた。ひとつはあまり問題にならなかった。それは自然に無意識的にある役を演じてしまうという危険であった。彼はつねに俳優として自分の演ずる役柄から距離をとろうとした。それによって自分を状況の主人公と感じることができた。他人への効果を計算しながら自分の表情や動作を完全に意識的に統制しているのだと感じたのである。無意識的になるということは全く愚かなことであった。それは自分を他人の意にまかせてしまうことなのであった。

第二の脅威はもっと現実的なものであって、彼の予測していなかったものであった。もし彼が私のところに持ち込んだ不満に個人的理由があったとすれば、それはこの第二の脅威によるものであった。事実、これが彼の生活の技術を根底から崩壊させ始めていたのである。

子供のころから彼は鏡の前でいろいろな役を演じてみるのが好きであった。さて鏡の前で演技をしているうちに、あるときその役に夢中になってしまった（その気になってしまった）。これは自己の崩壊だと彼は感じた。鏡の前で演じる役はいつも女性の役であった。

とってあった母親の洋服を着込むのであった。彼は有名な悲劇のヒロインを演じた。しかしまもなく彼は自分が女性を演じるのをやめられなくなっているのに気づいた。彼はどうしても女性のように歩き、女性のように話し、見方や考え方まで女性のようになってしまうのであった。彼の当時の状態はこのようなものであり、これが自分の異様な身なりに対する彼の説明であった。というのは、その恐ろしいヒロインをやめる唯一の方法として、そのような身なりと行動をするようになったと彼はいうのである。そのヒロインは彼の行動ばかりでなく、彼「自身」の自己まで呑み込みそうになり、彼が非常に大事にしていた自分の存在に対する制御と支配の力を奪ってしまうようになったのである。自分でも嫌いだし他人にも笑われるにきまっているこのような異様な役柄をなぜ演じるようになったのかは、彼には理解できなかった。しかし、彼の内部にいていつも外に現れてきそうな女性によって完全に呑み込まれてしまうことを防ぐためには、この「統合失調症」という役柄しか彼は知らなかったのだ。

これから論じることになるのはこういうタイプの人間である。この種の統合失調気質の構造をもっとくわしく考察しなければ、デイヴィドを「典型」とするような人たちを理解することができないのは明らかである。デイヴィドの場合には、彼「自身」の自己の性質、彼の「性格」に対するその関係、「自意識的」で「傷つきやすい」ことの彼にとっての重大性、故意による扮装の意味などをくわしく述べねばならないだろう。また他人の「性格」が、彼が望みもしないのに一見自律的に、どのようにしてそれ自体（彼女自体）で彼の「性格」に入り込んでくるのか、また他人の「性格」がいかにして彼「自身」の自己の実存までも脅かすようになるのか、これらの点もくわしく述べねばならない。

中心的な亀裂は、デイヴィドのいう彼「自身」の自己と彼のいう「性格」との分裂である。この二分法は繰り返し現れる。彼「自身の」、「内的」、「本当の」、「真の」自己などと呼ばれるものは、他人が観察できるあらゆる活動、デイヴィドのいう「性格」とは分離したものとして経験される。この「性格」を便宜的にその人の「偽りの自己」あるいは「偽自己－体系〔false-self system〕」と名づけてもよい。私がこれを偽自己－体系と名づけるのは、こういう人たちの「性格」、偽りの自己、仮面、「身代わり」、ペルソナなどは、多くの部分的な自己の混合体のうちに存するものであろうと思われるからである。そしてそれらの部分的自己は、どれひとつとしてそれ自身の統一的「性格」をもつところまでは十分に発達していないのである。こういう人間と深く交際してみると、彼の外面的な行動は、あらゆる種類の強迫的な動作とともに、非常に慎重な演技で構成されていることが判ってくる。ただひとつの偽りの自己ばかりでなく、ひとつの性格を構成している様々な断片を見ることができるのである。それらの断片のうちのあるものが優勢になっていることもあるが、どれも完全なものではない。それゆえ、これらの諸要素の総体を偽自己－体系、あるいは偽りの諸自己の体系と呼ぶのがもっともよいと思うのである。

このような統合失調気質の「自己」は、多かれ少なかれ非肉体化されているのが普通である。それは精神的存在として経験される。この自己はキェルケゴールのいう「閉塞」状況に落ちこむ。そういう人の行動は自分の自己の表現としては感じられない。デイヴィドが「性格」と呼び、私が偽自己－体系と名づけることにした外面的行動というものは、自己から遊離し、なかば自律的となる。偽りの自己あるいは偽りの自己たちのすることには自己は関わりあいがないように感じられ、それ、あるいはそれらのすることは、ますます偽りで無益なものに感じられてくるのである。一方自己はそれ自身に閉じこもり、みずからを「真の」自己、ペルソナを偽りの自己とみなすのである。そのような人は無意味性、自発性の欠如などに不満をもらすが、彼自身で自発性の欠如を育て、それによって無意味感を倍加させているのかもしれない。彼は現実的ではなく外面的な現実であって、真に生きてはいないという。実存的には彼のいうことは全く正しい。自己はみずからをはっきりと意識しており、その偽りの自己を観察している。しかも非常に批判的に観察しているのである。他方、偽りの自己の不完全さは反省的意識の不完全さであるということが、偽りの自己あるいはペルソナの構造の特徴なのである。しかし自己は、偽自己－体系の拡大の危険を感じているのかもしれない（女性の扮装についてのデイヴィドの恐れを見よ）。

このような人はきまって恐ろしく「自意識的」（第7章参照）である。彼は、この言葉とは正反対の意味、すなわち他人に観察されているという意味において「自意識的」なのだ。

自分自身に対する関係における、いろいろな側面の間の関係のこういった変化は、つねにその人の対人関係と関連がある。これらは複雑なものであって、人によって違う。

その人の自己関係は偽‐対人関係〔a pseudo-interpersonal relationship〕となり、自己は偽りの自己を、非人格化された他人のごとくに扱うのである。たとえばデイヴィドは、自分の演じていた役が人に嫌われているのに気づいて、「それはいやなしゃべり方をした」と言った。自己は、話されたり実行されたりする偽りの事柄を内側から見ていて、その話し手や行為者がまるで他人であるかのように憎んでいるのである。これらの場合にいつもみられるのは、外界の人間や事物によらずに自分の内部で人間や事物に対する関係を作り出そうとする試みである。彼は自分の内部に小宇宙を作っているのである。しかしこの自閉的、私的、自己内部的「世界」は、もちろん唯一の現実的な世界、共通世界の代わりをつとめることはできない。もしそれが可能であるのなら、精神病になる理由もなくなるであろう。

ある意味では、このような統合失調気質の者は、他の人間や外界の現実的な存在を必要とする他人との創造的な関係によらずに、自分自身に閉じこもることによって、全能になろうとしているのである。ある非現実的な方法によって、彼は彼自身にとって、あらゆる人間、あらゆる物に思えるだろう。そこで想定されている利点は、真の自己の安全、他人からの孤立、それゆえ他人からの自由、そして自足、自己制御などという利点である。

しかし実際には、それは次のような欠点をもっているということができる。すなわちそういう企みは不可能であり、偽りの希望であるがゆえに絶えざる絶望に行き着くということである。次に、同じように不可避的結果として、絶えず無意味感につきまとわれるようになる。なぜなら、身を隠し閉じこもっている自己は、偽自己‐体系の疑似的に自律的な活動への自分の関わりを認めず（デイヴィドの場合のように別のペルソナとして現れる場合を除いて）、ただ「精神的」に生きているだけだからである。さらに、この閉じこもっている自己は孤立しているので、外的経験によって豊かになることはできず、その内的世界もますます貧しいものになり、最後には彼は自分を単なる真空と感ずるようになるであろう。そこで、何でもすることができ、すべてを所有しているという感覚は、無力感や空虚感と並んで存在するようになる。自分がここに、自分の内部にもっている豊かさにくらべれば、「外的」な生活はつまらぬ平凡なものである、と彼は軽蔑を装う。彼はあるときはそこに行なわれている「外的」生活でうまくやっていると感じていたのであるが、今度はふたたび内的生活を願い、自分の内部に生を求めるのである。彼の内的な死の状態はそれほどひどいものなのだ。

こういうタイプの統合失調気質の者に関して、われわれが理解しなければならない決定的な特徴は、彼につきまとっている不安の性質である。これらの不安のいくつかの形態については、われわれはすでに次のような言葉でその概略を述べてきた。すなわち、呑み込み、爆入、内的自律性喪失や自由喪失の恐怖、要するに主体性をもつ人間から物、機械、石、それ〔it〕へと変えられる恐怖、石化される恐怖などである。

しかしさらにわれわれは、統合失調気質の進展によって、これらの不安がどのように強化されていくのかを研究しなければならない。

自己が肉体および肉体の行為を部分的に捨て去り、精神的な活動に引きこもるとき、自己は肉体のどこかに位置づけられた存在として、みずからを経験するであろう。この引きこもりはある面では自己の存在を維持するための努力である、とわれわれは述べた。なぜなら、他人とのいかなる関係も、自己のアイデンティティに対する脅威として経験されるからである。身を隠し孤立しているときにのみ自己は安全であると感ずるのである。もちろんこのような自己は、他人が眼前にいようがいまいが、いつでも孤立することができる。

しかしこれはうまくいかない。

統合失調気質の人ほど、「傷つきやすく」他人の視線に晒されやすいと感じている人はいない。他人による視線（「自意識的」）をはっきり意識していない場合には、彼はただ不安が表面化するのを一時的に免れてきただけなのだ。彼はその際に二通りの方法を使う。すなわち他人を物に変え、この物に対する彼自身の感情を、非人格化あるいは物象化するか、または無関心を装うかのいずれかの方法を取るのである。非人格化および（あるいは）無関心という態度は、密接に関連するものではあるが全く同一のものではない。彼は非人格化された自己を利用し、あやつり操縦することができる。すでに述べたように（第1章）、人格とは対照的な物の特徴は、自己の主体性をもたず、したがってまた相互的な志向を全くもちえないということである。一方、無関心という態度においては、人間や物は気まぐれに冷淡に扱われ、彼あるいはそれが何の意味ももたないかのように、そしてついには存在しないかのように扱われるのである。主体性のない人間でも重要でありうる。物でも大きな意味をもちうる。ところが無関心は人間や物に対してその意義を認めないのである。石化とは、ギリシア神話の英雄ペルセウスがその敵を殺す方法のひとつであった。石化とはひとつの殺人法なのである。もちろん自分自身の実存に確信をもっていれば、他人が自分を人格としてではなく物として扱い、あるいは物とみなしていると感じても、恐怖を感じる必要はない。したがって、他人の視線において物であるということは、「正常」な人間にとっては破滅的な恐怖を意味するものではない。しかし統合失調気質の人間にとっては、あらゆる視線がメドゥーサの視線であり、それは自分の生の不安定なところを実際に殺す力があるように感じられるのである。そこで彼はあらかじめ他人を石に変えることによって、自分自身の石化を防ごうとするのである。こうすることによって、ある程度の安全を達成できると感じるのだ。

　一般的にいって、統合失調気質の人間は、肉体の一部の喪失に対しては防衛手段を講じていない。全精力が自己の維持につぎこまれている。前にも指摘したように、この自己がしっかり確立されていないのだ。彼は、非存在への崩壊、詩人・画家ウィリアム・ブレイクが結局「混沌たる非存在」と呼んだものへの崩壊の恐怖にさらされている。彼の自律性は呑み込みに脅かされる。彼は、自分の主体性と生存感の喪失から自分を守らなければならない。彼がみずからを空虚なものと感じている以上、他人の充実した中身のある生きた現実は、いつなんどき爆入的となって手に負えなくなるかもしれない、侵犯的なものなのである。ガスが真空を満たし、水が奔入して空のダムを満たすように、それは彼の自己を圧倒し抹殺するような恐怖を与えるのである。統合失調気質の者は、真に生き生きとした人間との真に生き生きとした弁証法的関係を恐れる。彼がみずから関わりうるのは、非人格化された人間、自分の空想の幻影（イメージ）、そしておそらく物や動物などに対してだけなのである。

　それゆえ、われわれが述べている統合失調気質の状態は、不安定な構造をした存在を維持する試みとして理解することができる。また存在の基本的構成は幼児期に形成されるということを、われわれは後に論ずることになるだろう。普通、この構成は非常に安定したものなので（たとえば、時間の連続性、自己と自己でないものとの区別、空想と現実の区別などの構成）、それは成人して当然のことと考えられるのである。この安定した基盤の上に、いわゆる「性格」の柔軟性が存在しうるのだ。ところが統合失調気質の性格においては、基盤構成の不安定と、それを補う意味での上部構造の硬直性とが見られるのである。

自分の存在全体を防衛できない場合、人はその防衛線を後退させて自分の城に閉じこもってしまうのである。彼は、自分の「自己」以外はすべてあきらめる覚悟でいるのだ。しかし悲劇的なパラドックスは、このようにして自己を守れば守るほど、自己は破壊されてゆくということである。統合失調症状態における自己の最終的破壊と崩壊は、（現実のあるいは空想上の）敵による外的攻撃によってもたらされるのではなく、自己内部の防衛的戦略そのものによる荒廃によって、とどめを刺されるのだ。

第5章

# 統合失調気質における内的自己

人は世界の諸苦悩から身を引いていることができるし、これは人が自由に行なうことができ、人の本性にもかなっていることである。しかし、まさにこの引きこもりこそ、人が避けうる唯一の苦悩であろう。

フランツ・カフカ

ここで述べる統合失調気質の状態では、自己と肉体との間に永続的な断絶が存在する。そういう人が自分の真の自己とみなしているものは、多かれ少なかれ肉体を離れたものとして経験される。そして肉体的な経験や動作の方は、偽自己－体系に属するものと感じられるのである。

そこで、この分裂の二つの要素とその相互関係をさらにくわしく考察する必要がある。まず最初に、精神的自己すなわち肉化されざる自己を考察してみよう。

肉体からの自己の一時的分離は、正常な人間にも起こることはよく知られている。一般に、この分離は肉体的に逃れることのできない恐ろしい体験にまきこまれていると感じるときに、多くの人に現れる反応であるということができる。収容所の囚人たちは、そのように感じようと努力した。というのは、空間的にも時間的にも、その収容所から脱出する見込みは全くなかったからである。唯一の脱出方法は、精神的に自己の「内に」引きこもり、肉体の「外に」出ることであった。この分離は次のような考えと結びつくのが特徴である。「これは夢のようだ」、「現実とは思われない」、「これが現実とは信じられない」、「すべて私には関係がないような気がした」、「私にはのみこめない」、「これは私に起こっていることではない」などという考え、すなわち疎遠感や非現実感をともなうのが特徴である。肉体は外面的には正常に振舞い続けるであろうが、内面的には、肉体がそれ自身で自動的に行動しているように感じられるのである。

しかし、その経験の空想性あるいは非現実性、行動の自動性にもかかわらず、同時に自己は「まどろんで」いるわけでは全くない。実際には、自己は極度に気をくばり、非常な明晰さで思考し観察しているのかもしれない。

肉体からの自己の一時的な疎隔は、夢に現れることがある。

いろいろな理由で結婚を恐れるようになっていた十九歳の少女が、結婚を間近に控えたある日、自動車の黒い座席に坐っている夢をみたが、その自動車はひとりでに走っているのであった。この少女は基本的には統合失調気質ではなかったが、特定の状況に対しては統合失調気質的な防衛反応を示したのである。

またRは治療を始める直前にある夢をみた。彼はバスの踏板の上にいた。バスには運転手がいなかった。彼は飛び降り、バスは走っていって衝突した。精神療法を四か月続けたあとで彼は次のような夢をみたのであるが、これは快方へ向かう変化といえよう。「私はバスを追いかけていました。突然私はバスの踏板の上にいるのですが、同時にそのバスを追いかけてもいるのです。バスに乗っている私自身に追いつこうとするのですが、どうしても追いつけない。私は恐ろしくなりました」。

このような一時的な分離の例はいくらでもあるだろう。これらの経験は故意に引き起こされることもあるが、大部分は本人の意志とは無関係に生じてくる。ところがここで論じている患者の場合は、非常に危険な特殊な状況に対する単に一時的なものとして分裂が生じるのではない。そのような分裂なら危険が去れば元にもどるだろう。ところが彼らの分裂は、人生に対する基本的な位置どりなのである。彼らの人生をさかのぼって考察してみれば、彼らはすでに幼児のころからこのような分裂を潜在的に秘めていたことがわかるだろう。明らかにその人の存在を脅かし、脱出の希望がないような状況においては、「正常」な人でも、肉体的にではないにしても、少なくとも精神的にそこから脱出するために、統合失調気質的な状態になる。彼は自分の肉体がしていることや、自分の肉体にされていることを、距離をおいて冷静にながめる精神的観察者になるのである。「正常」な人間においてすらこのようなことがあるのなら、次のように言うことも少なくとも可能であろう。世界内存在のあり方が分裂的であるような人は、われわれにとってはともかく、彼にとっては、四方から自分の存在を脅かし、何の出口もないような世界に生きているのだ。実際、このような人たちにとってはこれが事実なのである。彼らにとっては、世界はかんぬきのない牢獄であり、有刺鉄線のない収容所なのである。

　妄想狂には特定の迫害者たちがいる。誰かが彼を迫害している。彼の頭脳を盗む陰謀がたくらまれている。彼の頭脳を鈍らせ、眠っている間に電気ショックを与える精神光線を放射する機械が寝室の壁に隠されている。ところが私がこの本で論じている人たちは、現実そのものによって迫害されていると感じているのである。世界そのもの、他人そのものが危険なものなのだ。

　そこで自己は、非肉体化することによって世界を超越し安全になろうとする。しかし自己はあらゆる経験と活動の外にいると感じるようになりがちである。それは真空になる。すべては向こうの外にあり、こちらの内側には何もない。さらに世界を寄せつけないでおく必要上、向こう側に存在するものや威圧についての不断の恐怖は、和らげられるどころか強化される。しかしそれと同時に自己は何よりも世界への関与を切望していることもある。このように、自己の最大の願望が最大の弱さとして感じられ、この弱さに屈服することが最大の恐怖なのである。なぜなら、世界への関与において自分の真空が侵され、自己が呑み込まれたりアイデンティティを失ったりするのを恐れるからだ。この場合、アイデンティティとは、たとえ空虚なものへの超越であろうと、自己の超越の維持と同じものになってしまっているのである。

自己のこの分離は、その人の表現や行動に自己が直接的に現れることがなく、また自己が何かを自然に直接に経験するということがないということを意味する。他者に対する自己の関係はつねに一歩の隔たりがある。彼と他者、世界との交渉は、知覚や行動などの基本的な点においてすら、すべて無意味な偽りのものとなる。この二者択一的な事態を図式的に対立させて描くことができる。

本来、自己によって知覚される対象は現実的なものとして経験される。自己の担う思想と感情は生きたものであり、意味のあるものと感じられる。また自己が関わる行動は本心からのものと感じられる。

ところが彼が自身と他者とのあらゆる交渉を、彼の存在の内なる「彼」でないある体系へと委ねるならば、世界は非現実的なものとして経験され、この体系に属するものはすべて偽りの無意味なものと感じられる。

誰でもある程度はこのような無意味感、無目的感を感じることがある。しかし統合失調気質の者においては、このような気分がつねにしつこくつきまとうのである。このような気分が生じてくるのは、知覚の扉および（あるいは）行動の門が自己の司令下になく、偽りの自己によって生きられ操作されているという事実による。知覚の非現実性とあらゆる行為の虚偽性、無意味性は、その知覚と行為が偽りの自己の司令下にあることの必然的帰結である。この偽りの自己の体系は「真」の自己から部分的に分離しており、したがってまた、真の自己は他人および世界との直接的な関わりから排除されている。このようにその人自身の存在の内部に、疑似的二元性が経験される。彼は自己の全体で世界に対峙せず、みずからの存在の一部を否認し、世界の物や人間との直接的な接触を否認する。これを図式的に表現すると次のようになる、すなわち、

（自己／肉体）⇄他者

という状況の代わりに、

自己⇄（肉体＝他者）

という状況になる。

それゆえ自己は、現実的な物や現実的人間との直接的な関係をもてなくなる。このような状況が患者に生ずると、それにつづいて自己の現実感、生命感、アイデンティティの感覚を維持しようとする苦闘が生じてくるのを見ることができる。図1の好循環においては、世界と自己の現実感は、自己と他者の直接的関係によって相互に強化しあうものである。

図1

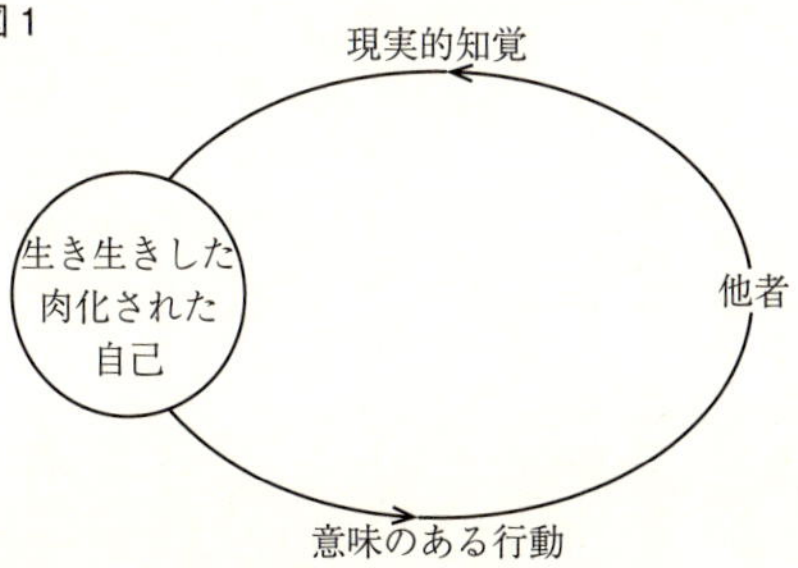
現実的知覚
生き生きした
肉化された
自己
他者
意味のある行動

図2

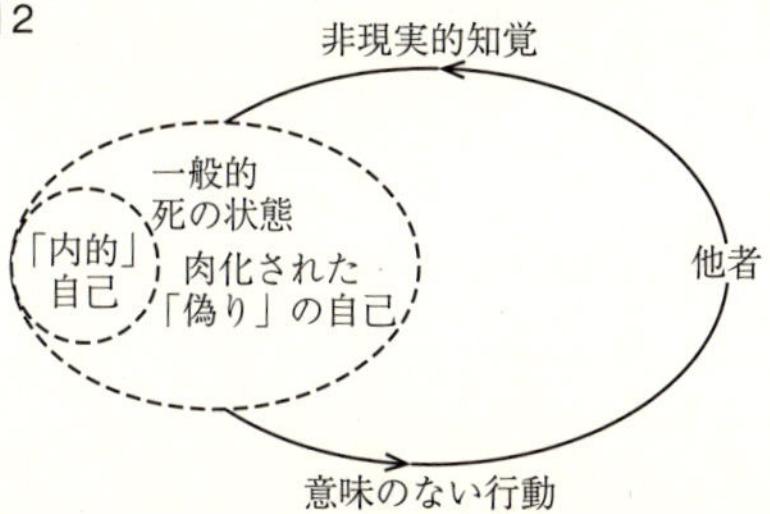
非現実的知覚
一般的
死の状態
「内的」
自己
肉化された
「偽り」の自己
他者
意味のない行動

図2には悪循環がある。すなわち、この図の各要素が、ますます非現実的な死んだものとして経験されるようになるのだ。愛は閉め出され、恐怖がそれに取って代わる。そして最終的には、あらゆるものが停止してしまったという経験におおわれる。何も動かない。生きているものは何もない。自己を含めてすべてが死んでいる。自己はその分離のために、現実と生との豊かな経験から排除されているのである。自己と他者とが相互に豊かにしあう（好循環）、他者との創造的関係とでもいうべきものは不可能となる。そして、ある相互作用がそれに取って代わるのであるが、これはしばらくの間はうまく働くように見えても、そこには「生」がない（不毛の関係）。そこにあるのは、我と汝の関係ではなく、いわばそれとそれの偽りの相互作用である。この相互作用はひとつの死んだ過程である。

内的自己は（一見）代償的なメリットによって生きようとする。このような自己はある理想を抱いている。そのひとつはデイヴィドの子供のころにはっきりと現れていた内的な誠実さである。他者との交わりは偽装、曖昧、偽善に満ちたものであるが、自分自身に対しては完全に誠実な、正直で率直な関係を求めるのである。他人にはすべてを隠蔽するとしても、自分自身に対しては何も隠しごとがあってはならないのだ。このようにして自己は、すべてを除外して「自己を自己に関係づける関係[11]」になろうとする。ここに自己内部での第二の分裂の種がある。彼の存在は「真の」自己と「偽りの」自己とに分裂し、真の自己と偽りの自己はすでに述べたようにその現実性を失う。また、それらはともに内部で副次体系へと崩壊してゆく。かくして、自己の自己に対する関係のうちに、第二の二元性が生じ、それによって内的自己は分裂して、それ自身に対してサド－マゾヒスティックな関係をもつようになる。こうなると、不安定なアイデンティティの感覚にしがみつく手段として生じた内的自己が、最初にもっていたそのアイデンティティすら喪失するようになる（臨床的な具体例としては特に二三〇頁のローズを参照）。

　他者との相互作用が、このようなものに取って代わられることによって、彼は、愛によっても和らぐことのない恐ろしい世界に生きるようになる。彼は世界を恐れ、侵犯が圧倒的、爆入的、貫通的、粉砕的、呑み込み的になるのを恐れる。彼は自分の何かが「現れ」、自分の外に出ていき、自分を何らかの経験のなかに喪失することを恐れる。なぜなら、そうすることによって彼は枯渇させられ、使い尽くされ、汲み尽くされ、奪いとられ、吸い尽くされてしまうからである。

　それゆえ自己の孤立は、自己を自分の統制下に置いておくためにどうしても必要なものなのである。彼は与えられることよりも自分で盗むことを好む。盗まれるよりも与えることを好む。すなわち彼は、自分のところに入ってくるものや去ってゆくものを自分の統制下に置いておかなければならないのである。この防衛機構はそもそも存在論的安定の欠如を補うために仕上げられたものであるとわれわれは考える。自分の存在に確信をもっている人は、このような手段を弄する必要はないのだ。しかし超越的自己を維持し、危険を避けて直接的な経験や行動を遠隔制御しようとするこういった努力は、外見上の利益などと比べものにならない、思わぬ結果をもたらすのである。

孤立と遊離を続ける自己は他者との創造的関係に参与せず、もっぱら空想、思考、記憶などにおける人物（イメージ）を相手とし、しかもそれは他人には直接観察できないし直接表現されることもないので、（ある意味では）彼にとってはあらゆることが可能である。偽自己 - 体系にいかなる失敗や成功が起ころうとも、自己はそれとは無関係でいることができ、何の判定もうけずにすむ。空想の中では自己は誰にでもなれるし、どこへでも行けるし、どんなことでもできる。また何でも自分のものにすることができる。かくして自己は全能であり完全に自由である――ただしこれは空想の中においてだけである。一度現実の計画に関わると、屈辱の苦悩を受けねばならない――かならずしも何か失敗をしたからというのではなく、ただ自己を必然性と偶然性に委ねなければならないからである。自己は空想においてのみ全能であり自由なのだ。この空想上の全能と自由にひたればひたるほど、現実にはますます弱く希望のない囚われの身となるのだ。全能と自由という錯覚は、空想的な自閉の魔術的圏内においてのみ維持することができる。そしてこの状態がわずかの現実の侵入によっても乱されないように、空想と現実とを分離しておかねばならないのである。

哲学者サルトルは『想像力の問題』（人文書院、二八〇―二八一頁）において、この分離を見事に表現している。

……われわれは自分自身の内部に全く異なる二つの自己を認識することができる。すなわち、固有の傾向と欲求とをもつ想像上の自己と——現実的自己とである。想像上のサディストや想像上のマゾヒスト、すなわち、暴力的想像をする者が存在する。われわれの想像上の自己は、現実と接触するたびに粉々に壊れて消え去り、現実的自己に席を譲る。というのは、現実的なものと想像上のものとは本質的に共存できないからである。それは対象、感情、行為に関する全く還元不可能な二つのタイプなのである。

したがって、想像上の生と現実的な生のどちらを好むかによって、人間は二つの大きなカテゴリーに分類されねばならないと考えることもできる。しかし、想像上のものを好むということの意味を理解しなければならない。それはある対象より他の対象を好むといったような問題では決してない。たとえば、統合失調症患者や一般に夢遊病者は、彼らの生の現実的内実を非現実的でより魅惑的で輝かしいものに置き換えようとしているのだとか、彼らのイメージに対して実際に存在するかのごとくに振舞うことによって、その非現実的な性格を忘れようとしているのだとか考えるべきではない。想像上のものを好むということは、ただ単に現実の凡庸さよりも想像上の豊かさや美や豪華さを、その非現実的性格にもかかわらず好むということだけではなく、その空想的性格のために

「想像上の」感情や行為を好むことでもあるのだ。あれやこれやのイメージだけではなく、それに伴うすべてが選び取られるのであり、それは単に現実的なものの内実（貧困、失恋、事業の失敗など）からの逃避であるばかりでなく、現実的なものの形式そのもの、その現存的性格、それがわれわれに要請する反応の型、対象に対する行為の適応、知覚の無尽蔵性、独立性、われわれの感情の展開形式そのもの、これらすべてからの逃避でもあるのだ。

空想と現実とのこの分裂は、精神医学者ミンコフスキーの自閉症という概念の中心にある。

しかし、現実において行動せず空想においてのみ行動する人は、彼自身非現実的となる。現実の「世界」が彼にとっては干からびた貧しいものとなる。自然界と他人の「現実性」は想像力の創造的行使の糧としては役立たなくなり、したがってそれ自体ますます意義を失ってゆく。現実に根をもたず、「現実」の注入によって豊かにされることもない空想は、ますます空虚ではかないものになる。すでに現実との関係が希薄になっている「自己」は、ますます現実の自己ではなくなり、自己の幻影（イメージ）との空想的な関係に入れば入るほど、ますます空想化されたものとなる。

空想と現実との間には双方向の回路が開かれていないので、空想においてはすべてが可能となる。空想における破壊性は、それを補修しようとする欲求を伴わずに進行してゆく。なぜなら維持と補修へと向かわせる罪悪感が、その緊急の必要性を失っているからである。かくして空想における破壊性はチェックされずにますます拡大し、空想においては世界と自己は遂に塵芥へと帰してしまう。統合失調症の状態では、世界は廃墟であり自己は（明らかに）生命を失っている。狂気の活動はどれもふたたび生命をとり戻す力をもっていないように思われる。

かくして所期の目的とは正反対の事態となる。現実の輩が空想の庭[12]に入りこみ、亡霊たちが現実の街をさまよう。こうして、別の言い方をすれば自己のアイデンティティがふたたび危機にさらされる。

自己がそれ自身にのみ関わるようになるというのは、必ずしも正しくない。ある意味ではその意味を限定する必要があり、ある意味ではさらに誇張する必要がある。直接的な関係を論じているのだということをはっきりさせることによって、すでにわれわれはこの言葉の意味を限定してきた。自己にとって不可能となるのは、まさにこの他者との直接的な関係であり、さらに自己の領土外にある自己自身の存在の諸相との直接的な関係である。

たとえば、外面的には比較的「正常に」生活しながらも、内面的にはこのような分裂を生じている患者がいたのであるが、彼がその最大の不満として述べたのは、妻との性交ができず妻のイメージとの性交しかできないという事実であった。すなわち彼の肉体は彼女の肉体と肉体的関係をもったのだが、その間彼の精神的自己は、彼の肉体がしていることを見つめることおよび（あるいは）彼の想像の対象としての妻と性交している自分を想像する〔イメージする〕ことしかできなかったのである。彼は精神医学的な助言を求めにきた理由として、これに関して彼が感じている罪悪感を挙げたのであった。[13]

空想と現実が切り離されるというときに私が言わんとしたことの実例がこれである。自己は直接的に現実的な人間に関係することを避け、自己自身およびみずからが想定するものへと関係する。自己は直接的には自己自身の想像あるいは記憶の対象にのみ関係することができ、現実的な人間に直接関係することはできない。もちろん、このことは本人にとってもかならずしも明白なことではなく、いわんや他人にとってはなおさらである。上に述べた患者の妻は、彼が「自分」は直接彼女と性交をしたことがないと感じていたことには、全く気づかなかった。彼はただ妻のイメージとのみ性交をもっていたのだが、このイメージがたまたま現実の彼女とうまく一致するだけであって、その違いは彼以外には誰もわからないのである。

このごまかしのひとつの特徴は、自己はある自由の感覚を享受できるということであり、現実界へと自己を投げ出すとそれを失うのではないかと恐れているのだ。このことは知覚にも行動にもあてはまる。この患者は、肉体的に最も深い関係にある瞬間にいかに孤独であっても、とにかく安全だと感じていたのである。彼の自由が、何か呪われたものになっているという感じはしたにしても、とにかく彼の精神はあくまでも自由であったわけである。

同じような問題は行動に関しても生ずる。そのような人間の行動は、他人の眼からみれば曖昧なところもなく責任ある行動のように見えるかもしれない。しかし「彼」はその行動をすり抜けていて、「彼」は「実際には」それをしていないと感じているのである。そこで上記の患者は、性科学者キンゼイなら自分のことを十年間にわたって週あたり二回から四回の性交をもったと書き記すかもしれないが、「実際には」一度も性交をしたことがないことを「自分」は知っている、と言うのである。この種の陳述から、「実際には」一銭の金ももっていないと言う精神病の金持ちの陳述への移行は、決定的なものではあるが微妙なものである。第10章で扱うことになるが、この移行はキンゼイ報告的な現実についての現実感覚の喪失に存するように思われる。この感覚の喪失は非常に徹底したものであって、社会一般に認められている事実をわれわれが述べるのと同じ事実性をもって、彼も自己についての「実存的」真理を表現しているのである。

たとえばもし彼が、彼の妻と「本当には」性交をもったことがないと言う代わりに、彼が性交をもった女は彼の本当の妻ではないと言い張るのであったなら、彼は本物の精神病であると言えただろう。しかし、ある意味では彼の言葉は全く正しい。それは実存的には真実である。なぜなら、実存的な意味では彼の「本当の」妻は、彼と寝ている別個の人間存在ではなくて、むしろ彼自身の想像の対象（幻影あるいはイメージ）だったからである。

統合失調気質の人間の肉化されざる自己は、本当には誰とも結婚することはできない。それはつねに孤立して存在する。しかし、この孤立と内的不関与とは、もちろん自己欺瞞なしにはありえない。

行動というものには何か最終的な決定的なところがある。それをこの種の人間は疑惑をもって見ている。行動とは可能性の終局である。行動とは自由を硬化症にするものである。行動がどうしても避けられないものであるのなら、あらゆる行動は、「自己」が決して罠にかからないような曖昧な性質のものでなければならないのである。

哲学者ヘーゲルが、行動についてこのことを論じている（『精神現象学』作品社、二一八頁）。

> 行動とは単純で規定された普遍的なものであり、抽象的で明確なひとつの全体として把握さるべきものである。それは殺人であり、窃盗であり、善行であり、勇敢な振舞いなどである。行動については、それがいかなるものであるかを語ることができる。それはこれこれのものであり、その存在は単なる記号ではなくて事実そのものである。行動とはこれこれであり、個人はその行動がそれであるところのものである。行動が存在するという単純な事実において彼は他人にとってある一般的な性質をもった現実の彼であり、

あれやこれやと「意味され」たり「想定され」たりする単なる何かではなくなる。たしかに彼は精神という形式でそこに置かれているのではない。しかし、彼の存在としての存在が問題となり、形姿と行動という二重の存在が互いに対立してそれぞれ真の現実性を主張する場合には、行動のみが彼の真の存在として確定されるのであって、形姿などではない。形姿は、彼が行動によって伝え「ようとする」ことや、彼がなしうると誰でも「推測する」ようなことを表現するにすぎない。同じように、彼の仕事と内面の可能性、能力、意図などが対置されている場合には、実際に行なわれた仕事のみが彼の真の現実とみなされるべきである。たとえその時点で彼が思い違いをして、その行動から我に戻ったのちに、自分の「内的世界」の中で先の行動における自分とは違うなにかになろうとしても同じことである。物象的な世界に関与する個体は、ある行為に及ぶときには変質させられ、誤解される危険に身をさらす。しかし、行動の性格を決定するのはまさに次のことである――その行為が統一ある現実的なものであるかどうか、その行為がそれ自体空虚ではかない、偽装され「想定され」た仕事にすぎないのかどうか、ということである。物象化は行動そのものを変えるものではない。それはただその行為がいかなるものであるかを、すなわち、それがあるのか、何物でもないのかを示すにすぎない。

ヘーゲルによって特徴づけられたような行動を、統合失調気質の人間がなぜ忌み嫌うのかは、容易に理解できる。行動は「単純で規定され、普遍的」である。しかし彼の自己は複雑で、不明確で、独特であろうとする。行動は「それがいかなるものであるかを語ることができるもの」である。しかし、彼は自己について語られうるものであってはならない。彼はつねに理解できない捉えどころのない超越的なものでいなければならない。行動は「これこれのものであり……それはこれと言えるものであり、個人はその行動がそれであるところのものである」。しかし彼は、なんとしてでも彼の行動がそれであるところのものであってはならない。もし彼がその行動がそれであるところのものであるなら、彼は何の希望もなく、単なる行きずりの人の意のままになってしまうだろう。「行動が存在するという単純な事実において、彼は他人にとって現実の彼である」のだが、これこそまさに彼が最も恐れることであり、偽りの自己を用いて避けようとすることである。そうすることによって「彼」は他人と共にいる現実の彼ではなくなるわけである。「彼」あるいは彼の「自己」は、限定されざる可能性、能力、意図である。行動はつねに偽りの自己の産物である。行動あるいは行ないは決して彼の真の現実ではない。彼はつねに「物象的な世界」に関与せずにいたいと望む——それゆえその行動はつねに（少なくとも彼はそう信じているのだが）偽装的な想像上のものである。そして、彼のすることはすべて「無効」であり、世界、現実、「物象的な世界」には「彼」のものは何も存在せず、「自己」の足跡や指紋は何も残されないと宣言することによって、彼は自分のあらゆる行動についての、あの

「内的」な否定をできるかぎり強化しようと努めるだろう。このようにして自己は知覚と行動の両面において、「物象的な世界」から退くのである。彼には、無意識的で自然な知覚がありえないように、無意識的で自然な行動もありえない。そして行動における関与が回避されるのと全く同様に、知覚は自己の自由を無にしてしまう関与の行動と感じられるのである。

「物象的な世界に関与していない」かぎりにおいて、自己は自由に夢想することができる。物象的な世界とは無関係に、自己はみずからに対してあらゆるものになることができる――それは無条件の自由と力と創造性をもっている。しかしその自由と全能は真空の中で行使され、その創造性は幻影をうみ出す能力でしかない。それゆえ「内的」自己がその理想として胸に抱いている内的な正直さ、自由、全能および創造性は、それらと並んで存在する自己欺瞞、現実的自由の欠如、完全な不能と不毛などについての激しい苦痛によって帳消しにされてしまう。

もちろんここでの私の主要な関心は、統合失調気質の状態から精神病への過程をたどっていくことであって、他の方向に進展していくかもしれないその内在的な可能性を記述することではない。しかし、荒廃と崩壊は最初の統合失調気質の構造のひとつの結果にすぎないことに留意すべきである。真正の自由と力と創造性が達成され生きられることもありうるのはもちろんである。

他者から比較的孤立してはいても、世界内の事物との創造的な関係を確立することに成功する統合失調気質の作家や画家もたくさんいる。つまり彼らの空想を世界の事物によって肉化するのである。しかしわれわれの当面の問題はこういう人たちの話ではない。この研究を通して、私の焦点はただひとつの展開方向にしぼられている。そして私が一般化を行なう場合でも、この非常に限定された領域だけをカバーすることを念頭に置いているのである。

さて、自己は自由と全能という態度をとるのであるが、「物象的な世界」に関与することを拒絶することによって、自己は不能にさせられる。すなわち自己は「現実」において
は何の自由もない。さらに自己の領土内においてさえ、すなわちその遊離状態においてさえ自己は絶えず爆入的、呑み込み的な「現実」の脅威にさらされている（と感じている）。そしてもっぱら自己および自己自身のことに関わっている間も、他人の視線の対象として自分を非常に敏感に意識しているのである。このように、統合失調気質の人間の逆説的な難点は、いままでに述べたような統合失調気質的防衛機構の特性によって、一層促進されるのである。

人はつねに遊離状態を裏書きする立場を取るか、あるいは人生に関与しようとするかの選択権をもっている。しかし「現実」に対する統合失調気質的な防衛には、現実の脅迫的な性質を永続させ、助長させる傾向があるという決定的な欠陥がある。人生への自己の関

与も可能ではあるが、かならず深刻な不安を伴う。フランツ・カフカが、不安を通してのみ人生に関与することができ、それゆえ不安なしに存在することはできないと言ったとき、彼はこのことをよく理解していたのである。統合失調気質の者にとっては、人生「へ」の直接的な関与は、生活による絶えざる破壊の危険として感じられる。なぜならすでに述べたように、自己の孤立とは、確実な自律性と全一性への感覚を欠如したまま自己自身を維持しようとする努力に他ならないからである。

それゆえ統合失調気質の人間の自己は、根元的な存在論的不安定において彼が直面する、一次的危険からの二次的安定を達成する試みとして理解されなければならない。いままで特に「自己」に関連づけて述べてこなかったこの根元的な存在論的不安定の一側面として、自分が生きていることについての主体的感覚の心もとなさ、他人がこれを脅かすという感覚が見受けられる。この問題は「自意識」に関する章でより詳細に考察されるだろう。

世界との、不安のない自発的で自然で創造的な関係を欠いているために、「内的自己」は全面的な内的枯渇感を進行させる。そしてこれは、内的生活についての空虚さ、生命のなさ、冷たさ、枯渇、不能、わびしさ、価値のなさなどという不平として表現される。たとえば想像的、情緒的生活の貧しさに関する不平がある。これは現実から自己を遮断することにした結果であると思う、とその患者は説明していた。彼が言うには、その結果として自分の想像力を豊かにすべきものを現実界から手に入れることができなくなったのだという。
またある患者は、内に力がみなぎるように感じる瞬間と、自分の内には何も存在せず生命のないもののように感じる瞬間との間を揺れ動いていた。しかし彼の自分についての「躁病的」感情ですら、自分は高圧空気の容器であり、事実、熱い空気以外の何ものでもないという気分であった。そして彼の収縮感はこのような考えとともに訪れるのであった。統合失調気質の人間は自分自身についてしばしばこのような言葉で語るので、彼の自己がみずからそう感じている真空についてわれわれが語るのは、現象学的には正当なことである。

その患者が彼自身の内的空虚さ、価値のなさ、冷たさ、わびしさ、枯渇などを、どこか別のところにあると信じている豊かさ、価値、暖かさ、親交などと対照させるとき（こういう信念はいかなる直接的な経験によっても確証されはしないのだが、しばしば幻想的に理想化されて生ずる）、入りまじり対立しあうさまざまな感情が湧いてくる。それは他人にあって自分にないものへの絶望的な憧憬から、気違いじみた嫉妬と憎悪、世界のすべての善さや新鮮さや豊かさを破壊したいという欲求にいたるまで、実にさまざまな感情の渦である。そしてこれらの感情は、今度は軽蔑、侮蔑、不快、冷淡などの態度によって相殺されてしまうのであろう。

この空虚さ、すなわち豊かさや実体性や価値の内的欠如感などが、彼の空想的全能を凌駕するようになると、今度は現実との「接触」が強く求められるようになる。このように、荒涼として乾ききった魂あるいは自己は、ふたたび生気を与えられ糧を与えられることを切望する。しかし別個の存在の間の単なる関係を切望するのではなく、他者にどっぷりとつかり満たされることを願うのである。

ジェイムズは（二一九頁以下参照）、ある夏の晩ひとりで公園を歩きながら、愛し合う二人づれをながめているとき、突然、全世界すなわち空や木や花や草との完全な一体感を感じ始めたという。さらにその恋人たちとも一体感を感じたという。彼は動転し、走って家に帰り、読書に没頭したのであった。彼自身は、このような経験は自分にはそぐわないと語ったが、しかしそれ以上に、彼は全世界と自己との融合によるアイデンティティの喪失を恐れたのである。彼は自己没入による完全な孤立と、外部の全存在に対する完全な没入との、中間段階を知らなかった。彼は自然へと没入して、それに呑み込まれ取り返しのつかない自己喪失にいたることを恐れていたのだ。しかし彼が最も恐れていたものは、また最も切望していたものでもあった。詩人ジェラード・マンレイ・ホプキンズが言ったように、あまりの美しさは危険である。もしこれらの人たちがこのホプキンズの忠告を受け入れることができれば、ほっておいても事態は好転するだろう。しかしこれこそ彼らになしえないことなのだ。

こちら〔here〕の空虚さと対照的に、むこう〔there〕の豊かさが切望される。しかし存在を喪失しない関与は不可能であり、また不十分なものと感じられる。したがって彼はみずからの孤立――すなわち自然で直接的な関係性を伴わない独立性――へと、しがみつかねばならない。なぜなら、そうすることによって彼はみずからのアイデンティティにしがみついているのであるから。彼が切望しているのは完全な合体である。しかし、彼はまさにこの願望を恐れているのである。なぜならそれは自己の終局となるからである。彼は「気の合った」二人の人間どうしのギブ・アンド・テイクの関係を望まない。彼には弁証法的関係を考えることができないのである。(14)

ある限定された状況においては、みずからの分離した自己性を喪失する経験を、それほどの不安なしに耐えぬくこともありうる。音楽にわれわれを忘れることも可能であるし、ときに「神」と呼ばれる自己ならざるものとの融合を感じるときには、いわば神秘的な経験にわれわれを忘れることも可能であろう。しかし、退屈な仲間から逃れようとする自己の願望は、それが引き起こす不安と罪悪感という二つの越えがたい障害につきあたるのが普通である。呑み込まれることによるアイデンティティの喪失にまつわる不安については、すでにいろいろな文脈で語ってきた。他人から手に入れたいものを、その獲得過程を制御しつつ入手するひとつの方法は、もちろん盗みによるものである。

盗むことや奪われることに関する統合失調気質にありがちな幻想は、このディレンマにもとづくものである。他者から手に入れたいと望んでいるものを盗む場合、自己は自分の制御下にあり、与えられる物の意のままになってはいない。しかしあらゆる意図は直ちに相互的なものと感じられる。つまり盗みたいという気持ちが、奪われることについての病的恐怖を育てるのだ。自分のもっている価値あるものは、すべて盗み取ったものであるという幻想には、他人のもっている価値は自分から盗み取られたものであるという、反対の幻想が伴う（第9章、ローズの症例を参照）。そして自分のもっているものは最終的にはすべて取られてしまう、いやもっているものばかりでなくその存在、他ならぬ自己そのものが奪われてしまうという幻想が生じてくるのだ。「自己」が盗まれたとか、その絶えざる危険に対する防衛などに関する統合失調症に共通の不平は、ここからくるのである。

自己包囲の最後の封印は、それ自身の罪悪感によってなされる。統合失調気質の罪悪感には、彼の全能と不能、自由と隷属、幻想的には誰にでもなれる万人としての自己と、現実的な無としての自己などに見られるのと同じ、逆説的な性質がある。その人の存在の内部に、さまざまな罪悪感の源があるように思われるだろう。さまざまな「自己」に分裂している存在に関しては、どの自己が何に関して罪を感じているのかを知らねばならない。つまり、統合失調気質にあっては、矛盾のない単純な罪悪感は存在しないし、存在しえない。一般的原則として、ある罪悪感は偽りの自己に源をもち、他の源は内的自己にあると言えるかもしれない。しかし偽自己－体系の罪を偽りの罪と呼ぶとしても、内的自己を「真正の」あるいは本当の罪の源と考えることは、注意深く避けねばならない。

私はここではただ、データに基づくさらに詳しい議論のための基盤を用意したいと思う（一九九頁以下）。

何か統合失調気質の人間が信じることのできるものがあるとすれば、それは彼自身の破壊性である。自分の空虚さを満たすことが、そこにあるものを無に帰することなしに可能であるということを、彼は信じることができない。彼は彼自身の愛あるいは他人の愛を、憎しみと同様に破壊的なものと考える。愛されることは彼の自己を脅かす。しかし彼の愛もまた他人にとって危険なものなのだ。したがって彼の孤立は、ただ彼自身の自己のためだけではないのだ。それはまた、他人に対する配慮からもきているのだ。ある統合失調症患者は彼女に触れることを誰にも許さなかったが、これは他人が彼女に何らかの害をおよぼすからではなく、自分に触れる人を電気で殺すことになるかもしれなかったからである。そしてこれこそまさに、統合失調気質の人間が日々感じていることの、精神病的表現に他ならない。「ある人を愛することは、その人に対して望ましいことではないだろう」と彼は言う。ここで彼に許されることは、好きになってしまいそうなもののイメージを「心の中で」破壊することである。つまりその現実の他者を破壊から守ろうとしているのである。もしその場合に欲求し羨望すべきものが存在しないならば、愛すべきものも存在しないであろうが、彼によって無に帰せられるべきものも存在しない。結局、彼はみずからの「自己」を殺しにかかる。そしてこれは喉を切るほど易しいことではない。彼は存在することを回避し、同時に殺人者である彼自身から存在を守るために、非存在の渦の中へと降りていくのである。

## 第6章　偽自己－体系(15)

「内的自己」というものは幻想と観察に専念する。それは知覚と行動の過程を観察する。経験は（ある程度はこれが目的なのだが）この自己を直接侵犯することはない。またその人の行為は自己表明ではない。世界との直接的な関係は偽自己－体系の領分である。ここで吟味しなければならないのはこの体系の特徴である。

これから行なう偽自己－体系の記述は、われわれが問題としている統合失調気質的な存在様式との関係を、特に念頭に置いたものであることを承知しておかねばならない。どのような人間についても、彼が「真にその人らしく」存在しているかどうか、どの程度まで「真にその人らしく」存在しているか、などを問題にすることができる。実際の臨床面においては、たとえば、ヒステリーや軽躁病者が彼ら自身でないのには独自の形式がある。ここで述べる偽自己－体系は、現実を超越することによってアイデンティティと自由を維持することに専念し、肉化されず、したがって把握されたり罠にかけられたり所有されたりすることの決してない「内的」自己の補足物として存在する。その目的は、客観的な存在をもたない純粋な主観になることである。したがってある特定の安全な瞬間を別にすれば、彼はその客観的な存在をすべて偽りの自己の現れとみなそうとする。もちろんすでに指摘し、のちにも詳論するように、もし人が二次元的でなく、対他アイデンティティ〔identity-for-others〕と対自アイデンティティ〔identity-for-oneself〕との結合による二次元的アイデンティティをもたず、主観的なだけで客観的には存在せず、ただ主観的なアイデンティティ、対自アイデンティティしかもたない場合には、彼は現実的であることはできないのである。

「仮面をつけぬ人」はめったにいないのも事実である。誰でもある程度は仮面をつけているものであるし、われわれが自分を完全に投入しないようなものもたくさんある。これは「日常」生活においてはやむをえぬことのように思われる。

しかし、統合失調気質の偽りの自己というものは、「正常」な人の仮面や、ヒステリーに特徴的な偽りの身代わりとは根本的に違う。その混同を避けるために、偽りの自己のこれら三つの形式を簡単に区別しておこう。

「正常」な人の場合、その行動の多くは実質上機械的なものであろう。しかしながら、これらの実質上機械的な行動の領域が、彼が行なうあらゆることのすべての側面を必然的に侵害するというわけではないし、自発的な表現を絶対的に排除するものでもない。またそれらの機械的行動は、自分の演技に委ねられた疎遠な肉体として積極的に拒絶しようとするほど完全に「意に反した」ものではない。さらにそれらは独自の自律的強迫的なあり方をするわけではないので、彼がそれらの行動を生きているというよりそれらが彼を「生かし」あるいは殺しているのだ、などとは感じられない。とにかく、この彼の内部の疎遠な存在が、あたかも独立の（人格的）実存をもっているかのごとくに、それを攻撃し破壊しなければならないほどの、激しい苦痛を伴って問題が生ずるわけではない。しかし、「正常」な人間にはみられぬこれらの特徴が、まさに統合失調気質の偽自己‐体系に見られるのである。

自分の行なう多くのことから自分を切り離すのは、ヒステリーに特徴的なことである。行動におけるこの逃避の技術に関する最もすぐれた記述は、私の知る限りでは、サルトルの『存在と無』の「自己欺瞞」に関する章にみることができる。そこでサルトルは、自分のしていることの「内」には自分はいないとみずから偽装する様子を、見事に現象学的に説明している。これは自分の行動に完全に人格的に連座することからの逃避のひとつの形式であって、ヒステリーがその唯一の生活方法として選ぶやり方である。もちろんサルトルの「自己欺瞞」という概念は、これよりはるかに広範なものである。

さてヒステリーはその行動によって満足を得ようとしているのであるが、その行動の意義は否定しているのである。ヒステリーの行動は、他人に対する彼のリビドー的および

（あるいは）攻撃的欲求を満足させる点で彼に「儲《もう》け」をもたらす。ただしその意義を彼は認めることができない。ここから美しき無関心が生じ、自分で言ったりしたりすることとの連座からの気まぐれな遊離が生ずる。この事態は統合失調気質における存在の分裂とは非常に違ったものであることがわかる。すなわち、統合失調気質の偽りの自己は、自己の満足あるいは喜びの媒体として役立つことはない。統合失調気質の場合は、偽りの自己が外見上は性的に適応していても、自己はもっとも根源的な意味において依然として飢え渇いているのである。偽りの自己の行動は「内的自己」を「満足」させないのである。

ヒステリーは、非常に満足すべき行動も見せかけにすぎず何の意味もなく自分に対して何の連座もないようなふりをし、しかたなくそうしているようなふりをするが、一方では彼の欲求は他ならぬそれらの行動によって満たされているのである。しかし、統合失調気質の偽りの自己は、他人の意志に強迫的に服従してしまい、ある程度は自律的で、真の自己による制御がきかない。それは疎遠なものとして感じられ、非現実性、無意味性、無目的性などが、その知覚や思想や感情や行動にまで行き渡る。そしてその全般的な死の状態は、単に二次的な防衛の産物ではなく、その人の存在の基本的な力学構造の直接の帰結なのである。

たとえば、学校時代を回想して、数学は好きだったが文学は軽蔑していたと言った患者がいる。学校で『十二夜』が上演され、子供たちはそれに関する作文を書かねばならなかった。そのとき彼はその芝居が気に入らないもののように感じたのであるが、先生が自分に何を期待しているのかを想像し、忠実にそれに合わせることによって、非常にすぐれた作文を書いた。この作文は賞を取った。「その作文にはひとつとして私の本当の気持ちを表現する言葉はなかった。それはすべて、私に期待されていると私が感じとったものにすぎなかった」。少なくとも、そのときはそう考えたのかもしれない。しかし実際には、のちに彼自身も認めたように、彼は本当にその芝居を楽しみ、その作文に書いたとおりに本当に感じていたのである。しかし彼はみずからそれを認めようとはしなかった。なぜなら、もしそれを認めると、彼が教え込まれてきたあらゆる価値と激しい葛藤に陥り、自分が誰であるかという観念を、崩壊させられたであろうからである。しかし、これは神経症的な現象であって、統合失調気質のものではなかった。この患者は、自分は他人が望んでいることだけをしているのだと自分に思い込ませつつ、他方ではひそかに自分が望んでいることをし続けていたのである。このようにして、彼は自分では認めようとはしなかったにしても、彼自身の欲求を実現することに成功していたのである。したがって、神経症患者というものは、表面的には統合失調気質と似た偽自己‐体系をもっているかのように振舞うけれども、よく考察してみると、その状況は実際には全く異なったものであることがわかる。

ヒステリーはしばしば、自分の行動を通して実際に自己を実現しておきながら、自分の行動をしていないふりをすることから始まる。彼が激しい罪悪感に直面してこのことを見抜かれることを恐れる場合、彼の行動は抑制される。すなわち彼は「ヒステリー性」麻痺を起こし、これによってその悪しき行為の処罰を免れるのである。

統合失調気質の偽りの自己の特に明瞭な実例は、ジェイムズ（二一三頁）、デイヴィド（二〇一頁）、ピーター（第8章）などの症例に見ることができる。

どんな人の場合でも、偽自己－体系は非常に複雑であり、多くの矛盾を含んでいる。この章でわれわれは一般的に妥当するようなことを述べるであろう。しかしその際われわれは、この体系のある一要素を考察することによって、同時にこの体系全体を説明しなければならない。

「私は独自の権利をもったひとりの人格ではない」というジェイムズの言葉をわれわれは思いだす。彼はその行動において、自己を他人にとってのあるひとつの「物」にしてしまっていた。母親は決して彼の存在を認めてくれなかったように彼は感じていた。ウールワース百貨店へでも行けば、いくらでも他人の存在を認知することができると人は言うだろうが、彼の気持ちは全くそのようなものではなかった。彼自身の自律的な自己存在の表出のもととなる自己の主体的な生をもつ自由と権利とを、母親に認められていないと彼は感じていたのである。彼は母親のあやつり人形にすぎなかったのである。「私は彼女の存在の代用品にすぎなかった」。すなわち、彼は自己の主体性になんら客観的な表現を与えようとせずに、それを内へ内へと発展させていったのである。彼の場合、これは全面的なものではなかった。というのは、彼は「真の」自己を言葉によって非常に明確に、また力強く表現することができたからである。彼はこのことを知っていた、「私はただ声を出すことができるだけです」。これ以外に「彼」がしたといえることはほとんどなかった。なぜならその他の彼の行為はすべて、彼の意志ではなく他者の意志に支配されていたのであるから。そして他者の意志が彼自身の存在のうちに巣くっていたのである。それは母親の意志の反映であって、それが彼の存在の深部で働いているのである。もちろんこの他人はまず第一に母親でなければならない。すなわち「母親のような人」でなければならない。この偽りの自己の行為は他人の性格のものまねであったり、カリカチュアであったりするけれども、必ずしもその人の生き写しであるとはかぎらない。当面われわれが問題にしたい要素は、自分に対する他人の意図や期待、あるいはそのように感じられるものに対する従順さである。これは通常、極端な「良い子」となり、言われたこと以外は何もせず、決して「厄介者」にならず、自分の反対意志をおくびにも出さなくなることである。しかし他人が良いと言うことをしようという自分の積極的な欲求によって良い子になるわけではない。それは他人の基準に対する消極的な同化であり、本当に自己自身になった場合の恐怖に促されてのものなのである。それゆえ、この従順さはある意味では自分の真の可能性を欺くものであるが、それはまた自分の真の可能性を隠し維持する技術でもある。しかしこの可能性は、想像において万能であるが現実には何もなしえない内的自己に過ぎず、あえて現実化されることは決してない。

偽りの自己は他人の意図や期待、あるいはそう感じられるものに対して従順であるとわれわれは述べた。これは必ずしも偽りの自己がひどく善良であるということではない。それはひどく邪悪でもありうる。偽りの自己における従順さの本質的な特徴はジェイムズの言葉に表現されている。「私は他人が私だと言うものに対する反応」であった。すなわち、自分がかくありたいということについての自分自身の定義を行動に移す代わりに、自分に関する他人の定義に従って行動するというのが本質的な特徴なのである。すなわち想像あるいは鏡の前のゲームでのみ自己なのだ。他人が期待するような人間になるというところに特徴があるのである。それゆえ、他人の眼に映る自分という物と同化することによって、偽りの自己はその物になる。この物は偽りの聖人であると同時に、偽りの罪人でもありうる。しかし統合失調気質の人間においては、彼の全存在がこのように同化し順応するわけではない。彼の存在の基本的な分裂は、外的従順と内的な不服従との分裂である。『オセロ』の登場人物イアーゴは、本当の自分を隠して振舞い、またオセロという芝居も全体としては、「あるもののように見えて他の物である」ということの意味を、ひたすら考えている。しかしこの芝居にしろ他の芝居にしろ、われわれがいま問題にしているタイプの人間の外見と存在とのディレンマは、シェイクスピアにおいては扱われていない。シエイクスピアの登場人物は、自分の目的を果たすために「外見上そのように見せている」のである。ところが統合失調気質の人間が「外見上そのように見せる」のは、他のある人が彼に代わって心に抱いていると思われる目的を、自分が進めているように見えないことを恐れるからなのだ。この外的従順が完全な死滅から自己を守ろうとする試みである以上、消極的な意味においてのみ、彼は自分自身の目的を進めているのである。しかし、彼は自分の従順さを攻撃することによって「自分にあだを返す」こともある（一五四頁以下を見よ）。

偽りの自己の表出である外面的な行動は、全く正常であることが多い。それは模範的な子供であったり、理想的な夫であったり、勤勉な社員であったりする。しかしこの外観はますます紋切型になってゆくのが普通で、この紋切型のうちに奇怪な性質が進展してゆく。ここにもまた、ある一本を通してしか同時にたどりえない多くの織り糸がある。

偽りの自己の従順さの最もはっきりしたひとつの側面は、この従順さが暗示する恐怖である。従順さの背後に恐怖があるのは明らかである。なぜなら、もしそうでないのなら、なぜ自分の意図によらずに他人の意図によって振舞うことがあろうか？　憎しみの存在もまさに必然的である。なぜなら、自己を危うくするものほど憎しみの対象にふさわしいものがあろうか？　しかしながら、この自己の招く不安がその憎しみの直接的な表出の可能性を妨げるのである。のちにみるように、この憎しみが直接的に表出されるのは精神病になってしまったときだけである。確かにいわゆる精神病とは、偽りの自己のヴェールが突然剝がされることに他ならない場合がある。このヴェールは、秘密の自己における真の事態をとうの昔に反映しなくなってしまっている外面的な正常さを維持するのに役立ってきたわけである。精神病となってこのヴェールが取れると、偽りの自己が何年間もおとなしく従ってきた、まさにその人による迫害を、内的自己が激しく責め始めるのだ。

彼は、この人（母親、父親、夫、妻）が自分を殺そうとしてきたとか、自分の「魂」あるいは心を盗もうとしてきたと言い張るだろう。また彼（あるいは彼女）は暴君、拷問者、暗殺者、子供殺し等であると言い張るだろう。われわれの当面の目的にとっては、それらを馬鹿げたものと見ることより、そのような「妄想」の意味を認識することの方がはるかに重要なことである。

しかしこの憎しみは、ある程度正気と両立しうるような方法で表明される。偽りの自己には、その従順さの対象になっている人物の特徴をますます取り入れる傾向がある。この他人の特徴の取り入れは、ほとんど全面的なものまねにまでいたることもある。このものまねがカリカチュアに変わり始めるとき、ものまねに対する憎しみは明らかなものとなる。

偽りの自己による他人のものまねは、他人の意志への従順と全く同じものではない。なぜならそれは他人の意志と対立することもあるからである。デイヴィドが演じた役柄をみてもわかるように、ものまねは十分考えぬかれたものであることもある。しかし、これまど極端なものまねも、誇張された自我の一部分に組み込まれることができるのである。すでに述べたデイヴィドの場合にもみられるように、ものまねは強迫的なこともある。またどの程度まで自分の行動がものまねになっているのかを意識していないかもしれない。ものまねは比較的恒常的で永続するものであることもあるし、全く一時的なもののこともある。結局、演じられる人格は、現実の人間のものというより空想上の人間のものであることが多い。これは従順というものが、現実の人間に対するものというより空想上の人物に対するものであることが多いのと同じことである。

ものまねとは、それによってその人の一部が彼以外の人格のアイデンティティを取り入れるところの一体化の形式である。ものまねには、その模倣者の全体が巻き込まれているわけではない。それは普通、全面的な一体化とまではゆかず、ある人の行動——その身ぶり、癖など、一般にその外見と動作——の特徴を取りいれるにとどまる。ものまねは他人とのより全面的な一体化の一要素であるかもしれないが、その機能のひとつは他人とのより広範な一体化（それゆえ彼自身のアイデンティティのより完全な喪失）が起こらないようにすることのようである。

さてふたたびデイヴィドについて述べると、彼の行動はそもそもの初めから両親の願望や期待に対するほぼ全面的な従順と同化であったように思われる。すなわち彼は模範的な子供であり、決して厄介者にはならなかった。彼の両親がそれに何の不都合も感じず、逆に明らかに誇りをもってそれを語ったとき、私は初期の行動についてのこのような話を、特に不吉なものと考えるようになった。

十歳で母親に死なれてから、デイヴィドは彼女との全面的な一体化を示し始めた。彼は鏡の前で母親の衣服を着こみ、父親のために母親がした通りに家事を行ない、父親の靴下の繕い、縫い物、編物、刺繡、つづれ織り、椅子のカバーやカーテン選びまでしたほどであった。彼がどれほど母親になりきってしまっていたかは、外から見ているものには明らかであったが、それは彼自身にとっても父親にとっても明らかなことではなかった。父親の望みは決して直接表明されたこともなかったし、父親自身、そのような望みを全く意識しなかったのであるが、その際、その少年が父親の望みに従っていたということもまた明らかである。この少年の偽りの自己は、十四歳になるまでにはすでに非常に複雑な体系になっていた。彼は自分の母親との一体化の程度を意識してはいなかったが、女性的に振舞うという自分の強迫的な傾向やマクベス夫人の役を振りすてることの難しさなどは強く意識していた。

自分が何らかの女性の人物像と一体化してしまわないように、彼は故意に別の人を求めねばならなかった。彼は皆に好かれるような生徒の役を演じ続けようとしたけれども（これが従順な偽りの自己の単純な理想なのである）、彼の偽りの自己はいまや多くの人物像からなる全体系となっていた。あるものは社会的に「可能」であるが他のものはそうでなく、あるものは強迫的であるが他のものは故意に作り出したものであった。しかし何よりもものまねには、何らかの不安を抱かせるような要素の侵入なしで維持することは難しいという傾向がつねにあった。

一般に、自己が作り出した完全な正常さと適応という外見のなかに、ある奇妙さ、特異な方向へのある強迫的な行き過ぎが入りこんできて、それが外見をカリカチュアに変え、他人の心のうちに、ある動揺と不安、さらに憎しみすら生み出すのである。

たとえばジェイムズは、いくつかの点で父親に「似ていた」。彼の父親のうるさい性質のひとつに、食事中の人に十分食べたかと聞き、十分食べたといってもさらに食べさせようとする傾向があった。ジェイムズはこの点で父親に「似ていた」。彼はいつも食事中の客にこのことをちょっと丁寧にたずねるのであった。最初は、それは客に十分食べさせようとする心づかいにすぎないと思われた。しかし彼の懇請は次第に強迫的となり、我慢できないほどしつこくなり、迷惑となり、場を白けさせてしまう。彼はこの場合、父親の行為のなかに彼が感じていた攻撃的なものを取り上げ、それらを彼なりの脚色で誇張することによって、父親の攻撃性をさらしものにし、皆の嘲笑と怒りを誘ったのである。事実彼は、父親に対して感じていたが面と向かって言うことのできなかった感情を、彼の客たちに持たせたのだ。面と向かって言う代わりに、父親のカリカチュアを通して、父親に対する辛辣なコメントまで引き出したのである。統合失調気質における行動の奇妙さや異様さの多くは、このような基礎の上に成立している。彼はまず奴隷のような一体化と従順さから出発し、最後には他ならぬこの一体化と従順さという手段をもって、彼自身の消極的な意志と憎しみを表現するに至るのである。

他人の意志に対する偽自己 - 体系の従順さは、緊張症患者の自動的服従、反響行為症、反響言語症、蠟屈症などにおいて最も極端な形をとる。この場合のものまね、服従、コピーは非常に極端であり、そこに現出されるグロテスクなパロディは、彼を扱っている試験官に対する隠された告発になるほどである。破瓜病患者はしばしば彼が憎み恐れている人物を笑い草にし、そのものまねをするが、これは彼が好みかつ唯一可能な攻撃方法なのである。これは患者のひそかなジョークのひとつかもしれない。

一体化の相手である人間の最も憎らしい面が、ものまねという手段によって嘲笑、軽蔑、憎悪にさらされ、目立ってくるのである。デイヴィドの母親との一体化は、悪しき女王に対する強迫的なものまねへと変わっていった。

「内的」な秘密の自己は、偽りの自己の性質を憎悪している。またそれを恐れもしている。なぜなら他人のアイデンティティを取り入れるということは、つねに自己自身に対する脅威として経験されるからである。自己は、一体化の拡大によって呑み込まれることを恐れるのである。偽自己 - 体系は、ある程度、身体の網状内皮組織と似ているように思われる。すなわち、この組織は外から侵入してくる危険な物資をさえぎって被膜させ、これらの外からの侵入者がそれ以上体内に広がらないようにするのである。しかし、もしその防衛機能がこのようなものであるなら、それは機能不全に陥ると言わざるをえない。内的自己は外的自己以上に真実であるわけではないのだ。デイヴィドの内的自己は、統制し操縦する主体へと変わり、これが彼の偽りの自己を、母にとっての自分すなわち操り人形のように扱ったのである。すなわち、外的自己と同様に内的自己の上にも母親の影がさしていたのだ。

この問題に関する似たような好例は、容貌が醜いゆえに「自意識的」になってしまうという不満を抱いていた二十歳の女性の場合に見られた。彼女は顔に白粉をつけ、真赤な口紅をつけて、醜いとまではいわないが少なくとも非常に不快でこっけいな仮面のような表情になっていた。それは明らかに彼女の容貌を一層醜いものにしていた。彼女としてはこうすることによって、厚化粧の下の醜さをごまかそうとしたのである。さらによく調べてみると次のようなことが明らかとなった。すなわち彼女の自分の顔に対する態度には、その中核として、彼女の生の中心問題が含まれていた。それは母親に対する彼女の関係であった。

彼女は鏡に映った自分の顔の吟味にふけることがよくあった。ある日、自分の顔がひどく憎らしいものに思えてきた。それまで彼女は何年間も心のすみで、自分は母親と同じ顔をしていると考えていた。「憎らしい」という言葉は両義的な意味をもっていた。すなわち、彼女は鏡の中の顔（母親の顔）を憎むと同時に、鏡の中から自分を見返す顔が自分に対する憎しみに満ちていることも見ていた。鏡を見ている彼女は、母親と自己を一体化させたものであった。この点で彼女は、娘の顔に憎悪を読みとっている母親であった。すなわち、彼女は母親の目をもって鏡の中の顔に、自分の母親に対する憎しみを見、そして憎悪をもって自分に対する母親の憎悪を見ていたのである。

彼女の母親との関係は、母親の側の過保護であり、彼女の側の極度な依存と従順であった。現実には彼女は母親に対する憎しみには耐えられなかったし、母親の方に自分に対する憎悪があるということも認めることはできなかった。彼女のうちにあって直接的に表現されず、あからさまに認められなかったものが、すべて現在の彼女の症候のうちに集中的に現れているのである。そこに含まれている根本的な意味は、彼女が本当の自分の顔を憎らしい（憎悪にみちた）ものと見ていることであるように思われる。彼女はそれがあまりにも母親の顔に似ているのでそれを憎悪した。彼女は自分の見ているものを怖がった。化粧することによって彼女は自分の憎しみを隠すと同時に、親の顔に対する代理攻撃をしたのである。彼女の生涯にはつねに似たような原理がはたらいていた。彼女の場合、子供の正常な服従と従順は、母親のすべての望みに対する受身的な黙従へと変わったばかりでなく、完全な自己滅却となり、母親が娘に意識的に望んでいたであろうことに対するパロディにすらなってしまったのである。彼女はその従順さを攻撃に変え、この真の自己の茶化しを皆に見せた。それは母親のグロテスクなカリカチュアであると同時に、彼女自身の従順を茶化した「醜い」自分なのであった。

このように、他人への憎しみは、自分の存在のなかへ取り入れたその人の性質へと集中される。しかしそれと同時に、一時的にしろ長期にしろ、他人の性格を取り入れるということは、自分自身でなくなる方法であり、安全をもたらすものと思われるのである。他の誰かの性格というマントの下で、自分ははるかに有能になめらかに「頼もしく」振舞えるのであろう。D夫人の言葉を使えば、そのような人は自己自身になろうとすれば避けることのできない恐ろしい頼りなさと困惑を、あえて素直に経験するよりは、自己自身でなくなることにつきものの、絶えざる虚無感を進んで引きうけるのである。偽自己‐体系はますます死んだようになっていく傾向がある。ある人々の場合、（一見）不可欠のものとなってしまったロボットに、みずからの生を譲り渡してしまったかのごとくである。

偽自己‐体系は多かれ少なかれ永続的な「性格」を示すこともあるが、前にも述べたように、小規模な無数の一時的一体化のとりこになることもある。彼は「自分の」ではなく、誰か他人の癖、身ぶり、話し方、抑揚を身につけてしまっていることに突然気がつく。それは彼が特に意識的に嫌っている癖であることが多い。他人の行動の一部を一時的に身につけることは、何も統合失調気質だけの問題とは限らない。ただ統合失調気質の偽自己‐体系においては、特に激しく強迫的に起こるものなのである。ある種の統合失調症患者の行動は、他人の特性のつぎはぎ細工にすぎず、しかも、その特性は再生状況の違いによって一層独特なものに変形される。次の例は全く「正常な」人のものである。

マッカランという名の女学生がアダムズという男の先生に愛憎のいりまじった激しい感情を抱くようになった。あるとき彼女は自分の名前を「マッカダムズ」と書いてしまって驚愕した。「おぞましさのあまり自分の手を切り落としてしまいたかった」。

他人のこのような小さな断片が、榴散弾の破片のように、ある人の行動のなかに入り込むらしい。一見、外界との幸せでスムーズな関係を保ちながらも、奇妙にも外へ押し出されてくる（そう感じられる）他人の断片を、いつもつまみ出しているのだ。例の女学生の場合のように、これらの断片はしばしば本人に憎悪と恐怖を引き起こし、憎しみの対象として攻撃される。「自分の手を切り落としてしまいたかった」。もちろんこの破壊衝動は、実際には彼女自身の手に向けられている。この「自己の内に取り入れられた」小さな動作の断片あるいは微片を攻撃すれば、どうしても自分自身に暴力を振るうことになるのだ（ジーンは自分の顔に現れた母親を攻撃するとき、自分自身の顔を塗りつぶした）。

もし、ある人の全行動が、秘密の内的自己から強迫的に疎外され、強迫的な模倣、ものまね、カリカチュアへと席を譲ってしまい、同時にこうした他人のような身体の行動へと一時的に変わってしまうなら、彼はあらゆる行動を自分から切り離そうとするだろう。これは緊張病的引きこもりの一形式である。それはあたかも、普通の皮膚病を治すのに全身の皮膚を剝ぐようなものなのだ。しかしそれは不可能であるから、統合失調症患者はいわば彼の行動という皮膚を剝がすのだろう。

## 第7章　自意識

自意識という言葉は普通二つの意味に使われる。自己による自己に関する意識、および他人の観察の対象としての自己に関する意識である。

自己に関するこれら二通りの意識、すなわち自分の眼の対象としての自己に関するものと、他人の眼の対象としての自己に関する意識とは、互いに密接な関係がある。統合失調気質においては両方ともが強くなり、ともにやや強迫的な性質を帯びる。統合失調気質の人は、しばしば自分自身に関する強迫的な意識に悩まされ、また同時に他人の眼に映る自分の身体に関する強迫的な感覚にも悩まされる。つねに見られているという強い感覚、あるいはとにかくいつでも見られる可能性があるという強い感覚は、基本的には身体に関するものであるが、見られるという考えが高じて、精神的自己も見すかされ傷つきやすいのだと思うようになる。自分の「精神」や「魂」まで人に見すかされるように感じる場合がそれである。普通このような「板ガラス」感情は、隠喩とか直喩として語られている。しかし精神病状態では他人による凝視や吟味は、文字通り「内的」自己の核心にまで突き通るものとして経験されうるのである。

自分および他人の意識の対象としての自分の存在に関する意識の増進あるいは強化は、特に青年に一般的であり、内気、赤面、とまどいなどというよく知られた随伴物と関連がある。このようなぎこちなさを、人はすぐ「罪」の意識のある種の変形として説明しようとする。しかし、たとえばある人が自意識的であるのは、彼にやましい秘密（たとえば自慰）がある「から」だと言ってみたところで大した意味はない。大抵の青年は自慰行為をするし、それが顔に出ることを恐れるのも珍しいことではない。「罪」がこの現象の鍵であるとしても、その罪の意識はなぜ自意識という特殊な結果をもたらすのか。なぜなら罪の意識のあり方は他にもあるし、他人にとっての、おどおどしたこっけいな対象として自己を強く意識することだけが唯一のあり方ではないだろう。「罪」の意識はそれ自体ではわれわれの考察の助けにはならない。重大な罪を犯しても自意識過剰にならない人もたくさんいる。さらにたとえば嘘をついてそれを罪と感じてはいても、それが顔に出たり、呆然としたりすることを恐れないということもありうる。事実、子供にとって、大人が自分のすることを見ていなければ、それを知るすべは大人にはないのだという確信を得ることは、非常に重大な経験なのだ。また彼が自分から言い出さないかぎり、彼の考えていることは、大人たちにとっては推測する他はないということ、また彼が自分で「内幕をあかさない」限り、誰も見ていなかった行為や、「心の中で」考えたことは他人には知るすべがないのだということ、こうしたことを確信するようになるのは、子供にとっては重要なことである。見抜かれやしないかという幼稚な心配に取り憑かれて秘密を持つことができず、嘘をつくこともできない子供は、まだ完全な自律性とアイデンティティを確立していないのだ。もちろん嘘をつかないのには大抵ちゃんとした理由があるわけだが、嘘をつく能力がないというのでは立派な理由とはいえない。

自意識的な人間は、自分が実際以上に他人の注目を集めているように感じるものである。このような人は、街を歩いていて映画館の行列に近づくと、そこを通り過ぎるのに「身をこわばらせ」ねばならないだろう。できることなら通りの反対側へ渡ってしまうだろう。ひとりでレストランへ入ってテーブルにつくことは苦しい試練である。ダンスをするときも、二組三組が踊り始めてから、思いきってフロアに出ていくといった具合である。

奇妙なことに、人前で何かを実行したり演じたりするときに、ひどい不安を感じる人がかならずしも「自意識的」ではなく、普段とても自意識的な人が人前で何かをするときには、この問題についての強迫的な囚われをなくしてしまうことがある。ちょっと考えると、まさにこのような状況こそ彼らにとって最も乗り越えがたいもののように考えられるのに、全く奇妙なことである。

このような自意識の特徴は、ふたたび理解の鍵が罪にあることを示しているように思われるかもしれない。他人の自分に対する見方は、自意識的な人にとっては、いつも意地悪い批判的なものに思われる。彼は自分が馬鹿に見えやしないかとか、自分が何かを見せびらかそうとしているように思われやしないかと心配する。患者がこのような空想を口にする場合、彼が、見せびらかしたい、注目を集めたい、自分だけを立派に見せたい、というひそかな欲求を持っていると考えることは容易である。そしてこの欲求は罪悪感と不安感を帯びており、それゆえあるがままに経験されえないのだと考えることもたやすい。それゆえ、このような欲求が満たされるという空想を生み出す状況は、全く不快なものなのだ。そこで彼は隠れた露出狂のように思われるかもしれない。つまり、彼の身体は無意識的にペニスと一体化されている。それゆえ、彼の身体が人に見られるたびに、この満足へと向かう潜在的な方法に伴う神経症的な罪の意識が、彼を一種の去勢不安に晒すことになり、この不安が現象学的には「自意識」として「現れる」。

しかし思うに、自意識をこのように理解してしまうと、われわれが問題にしているような人々、すなわち基本的実存的立場が存在論的に不安定であり、その統合失調気質が、ある意味ではその不安定の直接的表現かつその誘因であり、ある意味ではそれを克服しようとする試みでもあるような人々、言いかえれば、自己のアイデンティティを確信できないために生じた自己存在に対する危険から我が身をまもる試みでもあるような人々、こうした人々の直面している中心的な問題を理解不能にしてしまうだろう。

存在論的に不安定な人の場合、自意識は二重の働きをする。

1　自己を意識すること、および他人が自分を意識していることを知ることは、自分および他人の存在を確信する手段である。「哀願者との会話」という話のなかで、カフカはこのことをはっきりと示している。その哀願者は、存在論的不安定という実存的立場から出発する。彼は言う、「心の底から自分が生きているのだと思えたことは一度もない」。それゆえ、彼の生活の根本問題は、自分が生きているということと、事物の現実性とに関する確信を得ることであった。そして彼のやり方は、自己を現実界のものとして感じることである。しかし彼の世界は非現実的であるから、彼は他人の世界の対象でなければならない。なぜなら他人の対象は現実的であり、穏やかで美しいものにすら思えるからである。少なくとも、「そうに違いない。なぜなら人々がそのように話しているのを私はよく耳にする」。そこで彼は告白する、「他人に見てもらうのが僕の人生の目的なんだといっても怒らないでほしい」（傍点筆者）。

もうひとつの要因は、時間的な自己の不連続性である。時間的にアイデンティティが不安定なときは、空間的な一体化の手段に訴える傾向がある。おそらくこのことは、その人にとって見られることが非常に重要であるという現象を、ある程度説明するものであろう。しかし時によっては、時間における自己を意識するという手段がとられる。時間が瞬間の継起として経験されるときには特にそうである。時間的自己に対する不注意から一連の瞬間の一部が失われる場合、それは破局と感じられるだろう。精神科医ドゥーリー（1941）は、「消滅の恐怖に対する抵抗」の一部として、また「呑み込まれ、アイデンティティを失うという恐怖に対して」全き自己を維持せんとする努力の一部として生じてくる、この時間的な自己意識の例をいくつか挙げている。たとえば彼女の患者のひとりは次のように語った。「私は先日のアイス・カーニバルの晩に自分を見失ってしまった。あまり夢中になって見ていたので、いま何時なのか、自分が誰でどこにいるのかを忘れてしまった。自分を忘れていたことにふと気づいたとき、私は死ぬほど恐ろしかった。非現実感に襲われたのです。私は一瞬たりとも自分を忘れてはならないのです。時計を見ながら忙しくしていないと自分が誰だかわからなくなってしまうのです」（p.17）。

2　危険だらけの世界において、いつでも見られる対象であるということは、つねに危険に晒されているということである。その場合、自意識とは、他人に見られるという単純な事実によって危険に晒されることになるものとして、自己を敏感に意識することであろう。このような危険に対するはっきりした防衛手段は、なんとかして自分を見えないものにすることである。

実際には、問題はどうしても複雑になる。カフカの哀願者は人に見られることを人生の目的にしている。そうすることによって彼は非人格化、非現実化、内的死の状態を緩和するのである。彼はみずから自己の生を確信できないがゆえに、現実に生きた人間として自己を経験するためには他人を必要とするのである。しかしこのことには、その他人の自分に対する見方が好意的なものであるという信頼が含まれているのであるが、実際にはいつもそうというわけにはいかない。「かつて彼らは現実的な存在であったのに、今は飛び去りつつあるように私は感じる」のであるが、彼が何かを意識するようになると、それは非現実的になってしまうのである。このような人が他人の意識をある程度信頼していないことは不思議なことではない。たとえば、彼が他人に対してもつのと同じような「はかない意識」を彼らが彼に対してもつとしても何の不思議があろう。その場合、自分が生きているという確信を与えてくれるものとして、自分の意識以上に他人の意識を信頼することができようか。事実、このバランスが逆転して、自分の最大の危険は他人の意識の対象になることだと感じるようになることはよくあることなのである。ペルセウスとメドゥーサの頭に関するギリシア神話や、「悪魔の眼」や殺人光線の妄想などは、こういう恐怖を述べたものであると私は思う。

たしかに、生物学的に考えても、見えるという事実が動物を敵からの攻撃に晒すわけであり、敵をもたない動物はない。それゆえ、見えるということは基本的な生物学的危険であり、見えないということは基本的な生物学的防衛なのである。われわれはすべて、何らかの偽装を用いる。次にあげるのは、十二歳のとき、不安から逃れるためにある魔術的な偽装を用いた、ある女性患者による記述である。

私は十二歳でした。父の店へ行くには大きな公園を通らねばならず、それは長く侘しい道のりでした。私はかなり脅えていたようにも思う。私はそれがいやだったし、暗くなりつつあるときには特にいやだった。私は気をまぎらわすために、あるゲームを始めました。子供が石を数えたり、敷石の角を踏んだりすることを御存知でしょう。私はそういう気のまぎらわし方を思いついたのです。まわりのものをじっと見つめているとまるでそこには何もなく、自分も消えてしまうかのごとくに、自分がまわりのものと融合してなくなるだろうという考えが心に浮かんだのです。自分が誰でありどこにいるのか判らないような感じにするのです。いわばまわりの景色と溶け合うのです。私はそのようにして歩いていると景色と融合してしまったように感じました。しかし私は恐ろしくなり、いわば自分を生き返らせるために何度も自分の名前を繰り返したのでした。

おそらくこれは、目障りなこと、普通と違うこと、きわ立っていること、人目を引くことなどの不安についての生物学的な類似物であろう。その際、このような危険に対する防衛方法は、人間的な景色に溶け込むことであることが多い。すなわち、自分が他のものとどのように違うかをなるべく判りにくくするのである。たとえばオーバーンドルフ（1950）は、非人格化というのは「仮病」に似た防衛手段なのだ、と述べている。われわれはこれらの防衛行為をピーターの症例によって（第8章）、さらに詳しく考察するであろう。

他の皆と同じようになること、自己自身というよりむしろ他の誰かになること、ある役柄を演ずること、匿名で知られざる人になること、何者でもなくなること（精神病的には、肉体を持っていないふりをすること）などは、ある種の統合失調気質および統合失調症において徹底して取られる防衛手段である。上記の患者は景色と一体化してしまったときに恐くなった。そのとき、彼女の言葉によると「いわば自分を生き返らせるために、何度も自分の名前を繰り返したのでした」。これは非常に重要な問題を引き起こす。この少女の場合、不安に対するこのような防衛手段は不安定な存在論的基盤からのみ生じえたものであると考えてよいと思う。しっかりと確立したアイデンティティ感というものは容易に失われるものではないし、この十二歳の少女がゲームのなかでなしえたほど容易なものではない。したがって、まさにこの存在論的不安定が、少なくともある程度は彼女の不安の最初の原因であり、次に彼女は自分の弱さのもとになっているものを脱出手段に利用したのだ、ということができよう。すでにジェイムズやデイヴィドやD夫人などの症例にもこの原理が働いているのを見た。まわりの景色と一体化することによって、彼女は自分の自律的なアイデンティティを失った。事実、彼女は自己を喪失したのであるが、たそがれの虚ろな拡がりのなかで一人になることによって危険に晒されるのは、他ならぬ彼女の「自己」だったのである。この原理を最も一般的な言い方でいうと、存在の喪失が危険とされる場合、内面的にはつねにただのゲームあるいは偽装と見なしつつ、非存在の状態へと移行することが防衛手段となる、ということである。

ティリッヒが書いているように（1952, p. 62）、「神経症とは存在を回避することによって非存在を回避する方法である」。ただ困ったことに、その偽装行為のなかに虚偽があり、彼が最も恐れていた他ならぬ非存在の状態に、自分が予想していた以上に現実的に移行してしまっていることに気づくようになる。そして彼女は自律性、現実感、生命感、アイデンティティ感を奪われ、いくら自分の名前を繰り返しても生の足場を取り戻せないかもしれない。事実このようにしてこの少女のゲームは彼女の手を離れてしまったのである。上にも引用した自分の生活に関する文章を書いたとき、彼女はすでに何年間も激しい人格喪失の状態にあったのである。

こういう世界ではすべてが逆説的である。第5章においてわれわれは、自己は現実の生を希求すると同時に恐れているものだと述べた。自己は生き生きと現実的になることを恐れる。なぜなら、そうすることによって直ちに壊滅の危険が高まることを恐れるからである。「自意識」はこの逆説と関係がある。

あの少女はまわりの景色と融合した。さて、他人と非常に融合しやすくて（この様子は前章で述べた）、同時にそれによるアイデンティティの喪失を恐れるような人は、ひとりで超然としているための手段として、自己を意識するという方法を使う。自意識は、当てにならない自己の存在論的安定を保つよすがとなる。意識、特に自己に関する意識へのこの執着はいろいろな方向に分岐する。たとえばヒステリーは自己の存在の諸相を喜んで忘却し「抑圧する」ことができるようであるが、統合失調気質においては、できるだけ自己意識を強くまた広範なものにしようとするのが特徴的である。

しかし統合失調気質の人が行なう自己吟味は、非常に敵意を帯びたものであると言われている。統合失調気質の人は(もちろん統合失調症患者も)愛情のこもった自愛を楽しむことはない。自己吟味が一種のナルシシズムとみなされているのは全く誤りである。この意味では、統合失調気質の人も統合失調症患者もナルシシストではない。ある統合失調症患者が述べているように(三二七頁を見よ)、彼女は黒い太陽に焼かれているのである。統合失調気質の人間は、自己吟味という名の黒い太陽、邪悪な視線に晒されているのだ。彼の意識の炎がその自発性と生気を殺し、すべての喜びを破壊する。その下ではすべてが萎れてしまうのである。それでもなお彼は、ナルシシストとしてでは決してないが、自分の精神および(あるいは)身体の動向を強迫的に観察し続けるのである。精神科医フェーデルンに言わせれば、彼は対象自我にモルティード〔破壊本能〕を向けるのである。

さきほど統合失調気質の人間が自己に対する関係を非人格化するといわれたとき、いま述べたのと同じことが、別の観点から指摘されているのである。すなわち、彼は自己の存在を吟味することによって、自己の生き生きとした自発性を、何か死んだ命のないものへと変えるのである。彼はこれを他人に対して行なうと同時に、他人がそれを自分に対してもすること（石化）を恐れる。

ここでわれわれは次のように言うことができよう。彼は死んで生気を失わないことを恐れる（上にも述べたように、彼は生き生きとした現実を恐れる）一方で、同時に自己を意識し続けないことを恐れるのである。生における死とでもいうべきものを生きねばならないとしても、自己を意識することは依然として自己の持続的存在を保証するものなのだ。あるものを意識することによって、そのものに秘められている危険度が減少するのである。意識は一種のレーダーであり、スキャン装置なのである。それによって対象を制御下にあるものと感じることができる。殺人光線としての意識には二つの特徴がある。すなわち石化する（自己および他人を物に変える）力と、貫き通す力である。したがって、他人の視線がこのようなものとして経験される場合には、つねに他人の物へと変えられるのではないかとか、突き通されるのではないかという恐れが生まれ、他人の力と支配のとりこになったような感覚が生じるのである。こうなると、自由の本質は近寄りがたさにあるということになる。

このような人は、他人を石に変えることによって、こういう危険の先回りをするかもしれない。しかし不幸なことに、他人を見事に物に変えてしまうと、物は何かを見ることができない以上、彼自身を見てくれるものが、自分自身だけということになってしまう。ところが今度は正反対の方向に進み、結局は生気を奪う耐えがたい自己意識から逃れることを願うようになり、他人に突き通され支配される受身的な物になることが、救いとして歓迎される。この動揺のうちに安らぎはない。なぜなら、彼は自分でどちらかの立場を選択することができないからである。

人に見られる、あるいは単に可視的だということに、強迫的にこだわることは、その底にある、見られない、見えないという空想を問題にしなければならないということを暗示している。すでに述べたように、もし見えるということが、脅迫的であると同時に生きていることの確証でもあるとすると、見えないということにも同じように二つの意味があるだろう。

「自意識的」な人はディレンマに陥っている。現実感とアイデンティティ感を保持するためには、彼は見られ認識される必要があるだろう。しかし同時に、他人は彼のアイデンティティと現実性を脅かす。このディレンマを脱するために、すでに述べたような内的自己と偽自己－体系による一種名状しがたい努力がなされる。たとえばジェイムズは、「他人が私に存在を与えてくれる」と感じる。そして自分自身では、虚ろで何者でもないように感じるのである。「他の人がいないと私は現実のものとは感じられない……」、それにもかかわらず、彼は他人といると心やすらぐことができないのである。なぜなら、彼は他人といるときにも、ひとりでいるときと同じように、「危険に晒されて」いるように感じるからだ。

それゆえ彼は強迫的に仲間を求めざるをえないのであるが、他人がいるところでは決して本当の「自分である」ことができない。本当には決して他人と一緒にならないことによって、彼は社会的な不安を回避する。彼は決して本心を口に出さず、口にすることは本心ではない。彼の演じている役柄はつねに彼自身ではない。彼は、冗談がおもしろくないときに笑うようにし、楽しいときに退屈そうに見せようとする。彼は本当はあまり好きではないような人と友達になり、「実際に」友達になりたい人には、むしろ冷淡にする。それゆえ、本当に彼を知り理解する人はだれもいない。彼はひとりでいるときにのみ、虚無感と非現実感にもかかわらず、安心して自分であることができるのである。彼は他人といるときには手のこんだ偽装とごまかしを行なうのである。社会的な自己は偽りのくだらぬものと感じられている。彼が最も希求しているのは「目をとめられる瞬間」なのであるが、たまたま彼が「正体を見せた」ときにその機会がおとずれると、いつも彼はすっかり狼狽してパニックになってしまうのである。

彼が「真の自己」を人に見られないように隠し、他人に偽りの自己を見せれば見せるほど、偽りの自己を見せるという行為はますます強迫的なものとなる。彼は極端なナルシシストで露出狂のように思われるようになる。しかし実際には彼は自己を憎悪し、それを他人に見られるのを恐れているのである。自分では他人に対するうわべだけの偽装にすぎないと思っているものを、彼は強迫的に、つまり仕方なく見せざるをえないのである。彼はこれみよがしに着かざり、耳につくような大声で話すのだ。彼はつねに自分に注目を集めながら、同時に彼の自己からは他人の眼をそらせている。彼の行動は強迫的にそうせざるをえないものなのだ。彼は見られることばかり考えている。彼の望みは知られることなのだ。しかしこれはまた彼の最も恐れていることでもある。

この場合、「自己」は自分にしか判らない、眼に見えない超越的な存在になっている。行動している肉体はもはや自己を表現するものではない。自己は肉体に、あるいは肉体を通して、現実化することはない。自己は肉体とは別個に離れて存在する。R夫人（七九頁）の行動の隠れた意味は、「私は他人の眼に映るところのものに過ぎない」ということであった。ジェイムズはそれとは正反対であった、「人が見ることができるのは私ではない」。したがって彼が一見露出狂のように見えたのは、自分が真の自己と思っているものを人に見すかされないための手段だったのである。

大人は他人に対する防衛として、見られることや見られないことなどの方法を用いることはできない。なぜなら、どちらもある種の安全性を与えてくれるにしても、それ自体危険をも伴うからである。この問題がいかに複雑であるかは、最も初期の単純な幼児期の状況の複雑さを考えてみれば見当がつくだろう。

子供が姿を隠したり見せたりする遊びをするのはよくあることである。この遊びにはいろんな種類がある。ひとりですることもあるし、鏡の前ですることもあるし、大人に相手になってもらう場合もある。
フロイト（1920）は、糸巻きと糸で遊ぶ子供に関する有名な記述の脚注のなかで、この遊びの一種について述べている。特に注目してほしいのは脚注の部分なのであるが、本文の方も一読に価する。

その子供は特に知能が発達していたわけではない。彼は一歳半で、意味のある言葉は二、三しか話せなかった。彼はまた、まわりの人にその意味が判るような音をいろいろと用いることができた。彼は両親や女中との仲もよかったし、「良い子」だとほめられていた。夜に両親を起こすこともなかったし、これに触るな、部屋に入るなというような命令にもよく従った。特に、母親が彼を数時間ひとりにしておいても、決して泣かなかった。同時に、彼は非常に母親になついていた。母親はひとりで彼を育ててきたわけではないが、他人の手を借りずによく彼の面倒をみていた。しかしこの良い子は、ときどき手でつかめる小さなものを、部屋の隅やベッドの下にほうり投げる困った癖があった。そこで、彼のオモチャを探し出すのにひと苦労することがよくあった。物を投げるとき、彼は「オーオーオーオー」という大きな長く引く声を発するのであるが、そこには興味と満足が表現されていた。この言葉は単なる間投詞ではなくて、ドイツ語のfort

（いない）を意味しているのだという点で、彼の母親と筆者は意見が一致した。ついに私は、それはゲームであって、彼のオモチャの使い方は「いない、いない、ばあ」という遊び方だけであることに気づいた。ある日の観察によって私の考え方は確かめられた。その日、彼は少し糸の巻いてある木の糸巻きを持っていた。たとえば、それを車のように床の上で引いて遊ぶことなどは、彼は決して思いつかなかった。彼がしたのは、糸のところを持って、その糸巻きをとても上手にカーテンのついた自分の子供用ベッドに投げ込むことであった。そしてそれは見えなくなり、彼は同時に「オーオーオーオー」という表情に富んだ声を発するのである。それから彼は糸を引っぱってその糸巻きを出し、うれしそうに'da'（あった）と言いながら、その再現に歓呼するのであった。これでこのゲームは完結するのであった。すなわち消滅と再現である。明らかに後者の方により大きな喜びが付されているにもかかわらず、ひとは普通、それ自体ひとつのゲームとして飽きずに繰り返される、前者の方にのみ気をとられていたのである。

このゲームに関する記述に、フロイトは次のような意味深い脚注をつけている。

　さらに観察することによって、この解釈は完全に立証された。ある日母親が数時間外出して戻ってくると、「ベイビー、オーオーオー！」という声が聞こえた。これは最初どういう意味かわからなかったが、まもなく次のようなことがわかった。長い間ひとりきりにされて、彼は自分の姿を消してしまう方法を見つけたのである（傍点筆者）。彼は自分の姿が、床まではとどかない大きな鏡に映っているのをみつけ、かがみこむことによって鏡の中の自分の姿を「いない」ことにすることができたのである。

このように、この子供は母親を消して遊ぶばかりでなく、自分を消すという遊びもする。この遊びはどちらも、遊びのなかでそれを繰り返すことによって、危機的状況の不安を克服せんとする試みとして、理解することができるとフロイトは言っている。

もしそうだとすると、見えなくなることを恐れる気持ちというのは、母親がいなくなることを恐れる気持ちと密接な関係がある。ある時期においては、母親を失うことは自己喪失の恐怖を引き起こすようである。しかし母親というものは、子供が見ることのできる物であるばかりでなく、子供を見る人格でもある。したがって、自己の発達に必要な要素は、母親の優しいまなざしの下でのひとつの人格として自己を経験することであるといえよう。普通の幼児は大人たちの絶えざる注視の下にある。しかし見られるということは、幼児の全存在が関心をもたれる無数の仕方のうちのひとつに過ぎない。すなわち、彼は見つめられたり、抱かれたり、揺り動かされたり、抱きしめられたり、ほうり上げられたり、入浴させてもらったりする。彼の身体がこれほどもてあそばれるのは、この時期をおいては二度とない。子供の「精神的」な動きを認識し、それに対応することはできても、彼の具体的な身体の動きを敏感に受けいれることのできない母親がいるし、またその逆の母親もいる。母親の側で幼児の存在のある側面に対応できないということは、重大な結果を招くだろう。

この子供がゲームを通して行なっていたことをさらに考察してみると、フロイトも推測しているように、鏡に映った姿を見えなくすることによって、彼は自分自身を消すことができたのだということが判る。すなわち、もしそこに自分の姿が見えなければ、彼そのものが「いなくなって」しまうのである。このように彼は鏡の助けをかりて、統合失調気質の前提となっているものを使っていたのだ。すなわち二人の「彼」がいて、ひとりはそこに、もうひとりはここにいたのである。言いかえると、彼は現実的な他人の視線の下で生き、動き、自分の存在を保持していたのであるが、その人の不在を克服するために、彼は自分自身に対して、鏡の中から自分を見ることのできる別の人間になるのである。

彼が鏡の中に見ることのできる「人物」は自分の自己でも他の人間でもなく、ただの像にすぎないのであるが、その像が見えなくなると彼自身も消えてしまうのである。これはおそらく、母親に見られていないと感じるときに、自分が消えてしまうように彼が感じたのと同じようなことである。さて、他人というものは本人の気持ちを無視して、いつもいなくなってしまうかもしれない、という事実の偶発性から他人の脅威が生じるにせよ、また、他人というものが爆入あるいは貫通という直接的な脅威を意味するにせよ、統合失調気質の人間は、幼児が自己に対して鏡となったように、彼の自己すなわちまだ統一性を保っている疑似二元性を、二つの自己という真の二元性へと変えようとするのである。先の幼児の場合には、「二つの自己」のうち、鏡の外にいる本当の自己は、すぐ母親と一体化できると空想されたものであった。自分を見ている幻像と自己を同一化することは、観察している自己の性質に決定的な影響を与えるだろう。すでに見たように、この観察する自己は、その対象を殺し萎えさせる。彼は、いまやその核心において、迫害的な観察者なのである。その子供は、自分のいない隙に悪者となった自分ではない破壊的な観察者に取りつかれ、それが、観察する自己すなわち鏡の外の幼児自身に取って代わるのだ。こうなると彼は、他人として自己を観察することによって、他人の眼に映るものとしての自己に関する意識をもつ。彼はつねに見られ続けるために、自分の眼を他人に貸すのだ。そうすることによって彼は自分の視線の対象となる。しかし彼をみつめる彼の自己は、彼が現実の他人に感じとるようになっているのと同じ迫害的特徴をもつようになるのである。

　鏡の遊びにはそれ特有のヴァージョンがある。彼が鏡を見てそこに他人すなわち「彼」（実際には自分の姿）を見たとき、明らかに病気が始まったのである。「彼」はいずれ妄想型精神病における迫害者となるべきものだったのである。「彼」（すなわち他人としての彼）は彼（患者）を殺す計画の主謀者であり、彼（患者）は「「彼」（疎外された自己）に弾丸をうちこまれる」運命だったのである。

彼はこのゲームにおいて、自分を見ている人間、すなわち母親の立場に身を置き、ある意味では魔術的なやり方で自己を殺していたのである。つまり鏡に映る自分の姿を殺していたのだ。のちにわれわれは統合失調症を研究する際に、この特殊な事態に立ち戻る機会があろう。自分を消し、また再現させるということは、母親の姿を（象徴的に）消し、また再現させるという、もうひとつのゲームと同じような意味をもっていたに違いない。しかし、母親を見ることができないという点ばかりでなく、母親に見られていると感じられないという点にも、彼の危機状況があるのだと考えれば、このゲームの意味がはっきりする。この状態では、他人に関してばかりでなく自己に関しても、存在とは知覚されることなのである。

私の娘も二歳半のときに同じような遊びをした。「見ないで」と言われると、私は眼を手で隠さなければいけないのであった。次に「見て」と言われると、ぱっと手を眼からはなして彼女を見、驚きと喜びを表現しなければならないのであった。私は他の子供たちにもこの遊びの相手をさせられた。彼らがいたずらをしているのでないことは明らかである。それは一時的に私が見えなくなったと子供が考えている点に、問題があるように思われる。それは子供が私を見ないという問題ではない。この遊びでは、実際に身体を隠すことはないということも注目される。つまり大人も子供も実際に姿を隠す必要はないのである。これはいわゆる「いない、いない、ばあ」というゲームの魔術的なヴァージョンなのである。

　母親が部屋からいなくなると泣き出す子供というのは、自分自身の存在が消えてなくなることに脅えているのだ。なぜなら、彼にとってもまた知覚されることが存在することだからである。母親がいるときにのみ、彼は十分に生き、動き、自己をもつことができるのである。子供はなぜ夜に電気をつけたがり、眠るまで両親にそばにいてもらいたがるのか。これはおそらく、自分の姿が見えなくなったり、他人に見られていると感じられないときには、彼は恐ろしくなるということなのだ。また他人の声が聞こえず、自分の声を聞いてくれる人もいないとなると恐ろしいのである。眠るということは、現象学的には、世界や自己に関する意識を失うことである。このこと自体恐ろしいことであろうから、子供は眠りに落ちながら自意識を失ってゆくときに、別の人間によって見られ聞かれていると感じる必要があるのだ。自己の存在を照らしている「内的」光は、睡眠中は消えているのである。電気をつけておくということは、眼がさめても暗闇の恐怖がないという安心感を与えてくれるだけでなく、睡眠中も自分は優しい眼（両親、妖精、天使）に見守られているのだという、魔術的な確信を与えてくれるのである。また、暗闇に何か悪いものがいるかもしれないという恐怖でも、何も、誰もいないのよりはましなのであろう。したがって、自己を意識していないということは、存在しないことに等しいのだ。統合失調気質の人間は、つねに自己を意識することによって、自分は存在しているのだと考えているのである。しかし、彼は他ならぬ自分の洞察力と明晰さによって迫害されるのである。

もちろん、知覚されたいという欲求は、純粋に視覚的なものではない。それは、自分の存在を他人に保証し確認してもらいたいという欲求、自分の全存在を認めてもらいたいという欲求、愛されたいという欲求などを含むものである。それゆえ、アイデンティティ感を自分で保持することのできない人や、カフカの哀願者のように、自分が生きているということを内的に確信できない人は、他人によって生きた人間として経験されるときにのみ、自己を現実に生きているものと感じるのである。たとえばR夫人は（七九頁）、彼女を十分に理解している人に認めてもらえないとき、あるいはそのように思われるときに、非人格化の脅威に晒されるのであった。見られたいという彼女の欲求の基礎には、「私は他人によって考えられる通りの人間なのです」という心理がある。彼女は、自分を理解してくれている他人による明確な保証を必要とした。そういう人がいてくれると、彼女の不安は一時的に和らげられるのである。

# 第8章　ピーターの場合

私は心理学的という言葉を好まない。心理学的なものなど存在しない。言ってみれば、人はその人の伝記すら書きかえられるのだ。

ジャン＝ポール・サルトル

これまでの二章において扱ってきた問題を、身をもって生きている姿が、これから扱う症例のなかに見られる。

ピーターは二十五歳の大男で、健康そのものに見えた。彼は私のところに来て、自分からは絶えず不快な臭いが発散していると訴えた。その悪臭は特に下半身および生殖器からくると彼は考えていた。空気がきれいなところではそれは焦げるような臭いであったが、普通は、古くなって腐ってすえたような臭いであった。彼はそれを鉄道待合室のすすけた埃っぽい臭いや、彼の育った貧民窟の壊れた「便所」の臭いなどにたとえた。彼は一日に何度も風呂に入るようにしたが、この臭いから逃れられなかった。

彼の人生に関する以下の情報は、彼の父方の伯父から聞いたものである。

彼の両親は不遇ではあったが、お互いに固く結ばれていた。結婚後十年で彼が生まれた。両親は一心同体であった。ひとりっ子である彼が生まれても、彼らの生活は全く変化しなかった。彼は学校を出るまで両親と同じ部屋で寝ていた。彼の両親は決して彼につらく当たったわけでもないし、彼はいつも両親と一緒にいたようだが、両親は彼をまるでそこにいないもののように扱っていた。

さらに彼の伯父が言うには、彼の母親は彼に愛情を示さなかった。そもそも愛情をもっていなかったからである。彼は人工授乳で育てられ、順調に大きくなりはしたが、抱きしめられたり遊んでもらったりしたことは一度もなかった。幼児のころ彼は泣いてばかりいた。しかし、母親は公然と彼を拒絶し無視したわけではなかった。彼は食事も衣類もちゃんと宛がわれていた。彼は別に変わったところもなく少年期、青年期をすごした。しかし、伯父が言うには、彼の母親はほとんど息子に注意を払わなかった。彼女は美しい人で、いつもめかし込んで自慢をするのが好きだった。父親はそれを見るのを好み、できるときには衣服を買ってやり、魅力的な妻と一緒にいるところを見られるのが自慢だった。

伯父の考えでは、父親は彼なりに息子を好いていたのだが、何かが彼に愛情を示すことをできなくしているようであった。彼は粗暴になり、あら探しをし、ときには大した理由もないのに、息子を鞭打ったりする傾向があった。また「ろくでなし」とか、「うどの大木」などといって彼をけなすところもあった。伯父の考えでは、これは残念なことであった。なぜなら彼が学校の成績もよく、貧しい家庭にしてみれば出世ともいえる就職をしたとき、父親は本当に「とても息子を自慢した」からである。のちに息子が何もしたがらないように思われたとき、父親は「とてもショック」だったのである。

彼は孤独な子供で、いつも良い子にしていた。彼が九歳のとき、隣りの同じ年の少女が空襲で両親を失い、盲目になった。それから数年間、彼はもっぱらその少女と過ごした。彼は非常に忍耐強く親切に近所の道を教えてあげ、映画に連れていったり、一緒に並んで話をしたりした。この少女はのちにある程度視力を回復した。彼女が伯父に語ったところによると、彼女が視力を失って絶望し、友達もいなければ死んだ両親の代わりになってくれる人もいなかったときに、彼だけが本当に彼女と共にいてくれたという。

彼が学校を卒業する年、伯父が特に彼に目をかけ、その後見と世話とによって、彼は弁護士事務所に入った。彼は二、三か月で、興味がわかないといってその事務所をやめたが、ふたたび伯父の世話で船会社に職を得た。彼は軍隊に召集されるまでこの会社にいた。軍隊では、彼は自分の希望によって偵察犬の世話をしていた。無事に二年間の兵役をすませると、彼は文字通り「犬のようになり下がる」ことによって、父親の「度肝」をぬいた。つまりドッグ・レースの犬舎番人になったのである。しかし、そこも一年でやめ、それから五か月間ほど熟練を要しない妙な仕事を転々とし、それから七か月間は何もせず、それから一般医のところへ行って例の臭いを訴えたのである。実際には彼には何の臭いもなかったので、その一般医は彼に精神病医に相談するように言ったわけである。

この患者は自分の人生を次のように述べた。

彼は自分の誕生に関して、両親は自分を欲しがっていなかった、実際彼らは彼が生まれてきたことを決して許さなかった、という感情を抱いていた。彼が生まれることによって母親の容貌を衰えさせたから、母親は自分の存在を不快に思っているのだと彼は感じた。彼に言わせると、母親は彼が子供のころ何度もそれを口に出したという。彼の感じでは、父親は息子の存在自体を不快に思っていたし、「彼は私の立場を全く認めなかった……」。彼はまた、父親が彼を憎むのは、彼が生まれたときの苦痛が原因で母親が性交渉を避けるようになったからだろうと考えた。自分は盗人として、罪人としてこの世に生まれてきたのだと彼は感じていた。

彼の両親はお互いのことに夢中で、息子をまるでそこにいないもののように扱ったという趣旨の、彼の伯父の言葉がここで想起される。以下にわれわれの二度目の面談のテープを転写して載せるが、そこに、無視されることと自意識との関係がよく現れている。

**ピーター** ……物心ついて以来、私はなんとなく自分を意識していた、一種の自意識——目障りなんですね。

**私** 目障り？

**ピーター**　そうです、目障りなんです。ただそこにいるということが……ただ自分が意識されたのです。

**私**　そこにいるって？

**ピーター**　ただ文字通りいるということかな。彼（父親）は、生まれたときから私が目障りだったとよく言っていた。

**私**　目障り？

**ピーター**　そう、ろくでなしというのが私の別名でした。それから、うどの大木。

**私**　あなたは、ただ自分がいるだけで悪いことなのだと感じていた。

**ピーター**　そうですね、よくわかりませんが……なによりもこの世に存在しているというだけでそうなんだと思います。

彼は、子供のころは大抵ひとりでいたが、孤独ではなかったという。「孤独ということは、ひとりということとは違う」。

彼にはいわゆる「隠蔽」記憶〔‘screen’ memory〕のようなものがあった。すなわち彼が四、五歳のころ、ペニスをもてあそんでいる現場を母親におさえられて、そんなことをするとペニスが大きくならないよ、と言われた。また、七、八歳のころ同年の少女との性的エピソードがいくつかあった。しかし自慰行為を始めたのは十四歳ごろからであった。これらのことはすべて彼には非常に重要なことであり、彼の自意識を強化するのに大いに影響した。彼が最初に話してくれた子供のころの記憶は、これらの性的な出来事だったのだが、その話し方は淡々としたものだった。彼が偶然のように盲目の少女ジーンの話をしたのは、何か月も経ってからだったのである。

中学校のとき、彼の自分に関する感情は一層明確な形をとるようになった。現在それを可能なかぎり再構成してみると、彼はあらゆる人によって偽りの立場に立たされているように感じ始めていたのである。彼は、両親や先生に対して、偉い人になり立派なことをする義務があるように感じていた。その一方で彼は、これは不可能であり、また不当であるとも感じていた。彼は両親や伯父や先生の期待に応えるために、すべての時間と全精力を費やさねばならぬと感じていた。しかし、彼は内心では自分は何者でもなく、無価値であり、ひとかどの人物になろうとする努力は、欺瞞と偽装にすぎないと思っていたのである。たとえば彼の先生は、彼が「きちんと話し」、「中流の服装をする」ことを望んでいた。しかし、これらのことはすべて、本当の自分を偽ることであった。彼はひそかに自慰行為をするような子供であったのだが、先生はその彼にクラスを代表して聖書を読ませ、模範生として押し立てた。聖書をあれほど立派に朗読できるのだから彼は良い子に違いないと人々は言っていたのであるが、彼は内心それをせせら笑っていたのである。「それは自分が上手な俳優であることを示すにすぎない」。しかし自分が演じている人物は自分ではないと感じながらも、彼自身どういう人になりたいのかが判らなかった。自分は何の価値もないのだという気持ちと同時に、自分は非常に特殊な人間であって、特別な使命のために神に遣わされた者だという印象が、ますます強くなるのであった。しかし自分が誰であり、何者であるか……彼には判らなかった。しばらくして彼は、皆が彼を聖人にしようとし、しかも「多かれ少なかれ彼ら自身の名誉のために」そうしているのだと感じて、それにひどく憤慨した。だから事務所で仕事をしていても少しも楽しくなかった。彼はますます周りの者、特に女性を憎悪するようになった。彼はそれを意識していたが、彼女らに恐怖心を起こしたことはなかった。「彼女らは、私が好きなことを考えるのを止めさせることはできなかった」。だから、なぜ恐れる必要があろう。もちろん、これは次のことを意味する。「彼ら」は自分たちの望んでいることを、彼に強制する力はある程度もっていた。しかし、彼が外面的に「彼らの」欲求に従っているかぎり、彼は不安を経験せずに済んだのである。そして、この不安が彼を他人に従順にさせ、本心を見せないようにさせていたに違いない。

　彼がはじめて不安に襲われたのは、二度目の職場であった。そのときまでに彼にとっての中心問題は、まじめになるか偽善者になるか、正直になるか芝居をするかという形で具体化してきていた。彼自身は自分が偽善者、嘘つき、恥知らず、詐欺師であることを知っていた。どこまで見破られずに人をだませるかが、もっぱら問題であった。学生時代は、彼はかなりうまくやりおおせてきたと信じていた。しかし、彼が自分の本当の気持ちを偽り、他人に隠さねばならないようなことをしたり考えたりすればするほど、他人の顔をうかがい、彼らが自分をどのように考え、自分について何を知っているかを見抜こうとするようになる。事務所で彼が自分の「本心」と考えていたものは、同僚の女性に対する、かなりサディスティックな性的空想であった。特にそれはある一人の女性に対するものであった。彼女はかなり上品そうであったが、彼と同様、偽善者のように彼には思われた。彼はこれらの空想をしながら、事務所のトイレでよく自慰行為をしていたが、あるとき彼がそれを終えて出てくると、昔、母親に現場を押さえられたときのように、事もあろうに、彼が心ひそかに強姦していたまさにその女性に出くわしてしまった。彼女はじっと彼を見つめ、彼の内心を見通し、彼が彼女に対してしていたことを見破ったように思われた。彼はすっかり狼狽してしまった。そこで彼は自分の行動や考えを他人に隠す自信を失ってしまった。特に、彼に言わせると、顔に「本心が出る」ことはないという自信が無くなってしまった。彼はそれと同時に、精液の臭いが自分の本性を暴露してしまうのではないかと恐れるようになったのである。

彼は軍隊に入ったとき、こういう状態だったのである。しかし彼は、その内的苦悩を表面化することもなく兵役を完了した。確かに彼は外面的な正常さと、不安からのある程度の解放をやりとげたようである。これをやりとげたという彼の感覚は、非常に興味深い重要なことであった。彼の外見上の正常さは、彼の「内的」「真の」自己と、外的「偽りの」自己との分裂を、計算ずくで故意に強化したことの結果であった。このことは彼が当時みた夢の中に表現されていた。彼は疾走している自動車に乗っていた。彼は飛び降りて怪我をしたが大したことはなかった。そして車はそのまま衝突してつぶれてしまった。このようにして彼は、それまで心の中でやってきたゲームの、論理的ではあるが悲惨な結末に達したのである。とうとう彼は最も完全な選択をしてしまった。すなわち彼は自己を自分および他人から分離してしまったのである。その直接的な効果として、彼は不安を和らげ、一見正常に見せることができた。しかし、それだけではなく、その他の結果もいろいろと現れてきた。

自分は要領をえない不安定な無意味なものだという感覚が強まり、事実彼は、自分は「本当は」誰でもないと考えていたのである。彼は、これ以上自分を偽るのは無意味なことだと感じた。彼はそれを次のような言葉で自分に対して定式化した。「私は何者でもない、だから何もしないだろう」。いまや彼は偽りの自己から自分を切り離すばかりでなく、自分の外見をすべて破壊しようとした。彼に言わせると、「私は、私の考えている自分よりも劣った人間に、あるいは他人が考えている自分以下の人間になることによって、ある皮肉な喜びを得ることができた」。

彼の言葉によると（これはたまたまハイデッガーの言葉でもあるが）、彼は「存在の淵に」

いて、わずかに生に足をかけているだけで、その権利すらないように感じていた。自分は本当に生きているのではなく、何の価値もなく、生を持っているふりをする権利すらないように感じられたのであった。彼は生からすっかりはじき出されているように考えてはいたが、しばらくは一縷《いちる》の望みを抱いていた。すなわち、女性にはまだ神秘的なところがあるかもしれないと思えたのである。彼はともかくも女性に愛されれば、自分の無価値感を克服することができるように思った。しかし、その可能性は閉ざされていた。なぜなら、彼の考えでは、彼と関わりを持つ女性は、彼と同様に虚ろな人間でしかありえず、彼が女性から得るものは、自分で得たものにしろ与えられたものにしろ、自分同様に無価値なものでしかありえなかったからである。それゆえ、彼のように無意味でない女性は、彼とはいかなる関わりも持ちえなかった。性的な意味ではなおさらである。彼の女性との性関係はまったくでたらめで、彼はそれによって自分の「殻」を破ることは決してできなかった。彼が「純潔」と考えていたある少女とは、淡いプラトニックな関係を何年間か続けた。しかし、この少女との関係をそれ以上に進展させることはできなかった。もし彼がキェルケゴールを読んでいたら、彼も信仰があれば自分のレギーナと結婚しただろうという点で、キェルケゴールに同意したであろう。

彼がこの友人関係を私に話すのに、なぜそんなに時間がかかったのかを問題にしなければならない。なぜなら、これは明らかに彼の人生の最も重要なことのひとつであったし、このおかげで、彼は十代で明らかな統合失調症にならずに済んだともいえるからである。人生におけるこの種の経験を秘密にしておきたがるのは、ピーターやこの種の人間に非常に特徴的なことである。そのくせ、幼児期のでたらめな性的事件や、自慰行為、大人になってからのサディスティックな性的空想などは平気で話すのである。

## 論考

私が推測するかぎりでは、ピーターは自分の身体においても世の中においても、決して「くつろいだ」ことはなかった。彼は自分をぎこちなく、きまり悪く、目障りに感じていた。ここで、自己陶酔的な母親に関する伯父の話が思い出される。彼女は彼を抱きしめたり、遊び相手になったりしなかった。彼が物理的にこの世に存在していることすら、ほとんど意に介さなかった。「彼はまるでそこにいないかのように扱われた」。彼はといえば、自分をきまり悪く、目障りに感じていただけでなく、「何よりもまずこの世にいる」というだけで罪の意識をもっていたのである。

母親の眼は彼女自身だけを見ているようであった。彼を見る眼はもたなかった。彼は見られなかった。彼が、自分を見ることのできない盲目の少女のよい友人、むしろ「母親」になったのは単なる偶然ではなかった。この関係には多くの側面があったが、特に重要なのは、彼女といると彼は安心することができたという点である。なぜなら、彼は彼女を見ることができたが、彼女の方は彼を見ることができなかったからである。しかも彼女は絶望的に彼を必要としていた。彼は彼女に自分の眼を与えた。もちろん彼は、母親に対して感じることのできなかった同情を、彼女に感じることができた。この少女と偵察犬と犬小舎の犬とが、彼が自然に愛情を示し、また受けとることができた唯一の生きものであった。

自分に対する他人の願望や念願に従順になることによって、彼はほとんどあらゆる人に対して偽自己－体系を働かせるようになった。そうし続けるにつれ、彼はますます彼らと自分自身とを憎悪するようになった。「真」の自己に属するものについての感情がだんだんと収縮するにつれて、彼はますます自分を傷つきやすいものに感じ始め、他人が自分の見せかけの性格を貫き通して秘密の空想と思考の密室にまで来ることを、ますます恐れるようになった。

彼は外面的には正常に見せつつ、二つの手の込んだ方法を用いることができた。彼はそれを、「絶縁〔disconnexion〕」と「分離〔uncoupling〕」と呼んでいた。絶縁とは、自己と世界との隔たりを広げることであった。分離とは、彼の「真の」自己と彼の切り離された偽りの自己との、あらゆる関係を切断することであった。これらの方法は、基本的には見抜かれることを防ぐためであり、それには多くのヴァージョンがあった。たとえば、家や知人のもとにいるとき、彼はぎこちなく落ち着きがなかったが、手ごろな変装と思われるような役柄を自分に演じさせると、安心することができた。そうすることによって、彼は何の不安もなく「自己」を自分の行動から「分離」し、うまく機能させることができたと彼は言う。しかし、これはいろんな理由から、彼の困難の満足すべき解決ではなかった。すなわち、長期間、終始一貫して自己を行動に移すことができずにいると、自分の生活の虚偽感、欲求の欠如、救いようのない退屈感などを、ますます強く感じるのだった。さらに防衛行為そのものも、それほど簡単ではなかった。なぜなら、ときには不意をつかれ、他人の視線が彼の「自己」の核心にまで触れてくることもあったからである。他人の凝視の「危険に晒されている」という感覚は、ますます持続的なものになり、他人に「自己」を見せない工夫をすることによってそれを和らげることも、ますます困難になる。彼らは自分の偽装を見ぬくことができるのだと感じられるようになり、その印象を打ち消すことが困難になるのだった。

彼が見られることにこだわるのは、自分は何者でもない〔nobody〕（肉体をもたない〔nobody〕）という、潜在的な感じから自分を取り戻す試みなのだと私は信ずる。彼が、自分を肉化されたものとして、現実に経験できないという点に基本的な無能力があったのだ。他人にとっての肉体、すなわち、見られ、聞かれ、臭いをかがれ、触れられうるものとしての自分の身体のことばかり彼が考えていたのは、このためだったのである。この「自己」意識が彼にとっていかに辛いものであったとしても、それは、彼の身体的経験が自己と全く分離しているために、彼は、このような回り道によって、自分が明確な存在をもっていることを確証するために、他人にとっての現実の対象として自己を意識することが必要であったという事実から、不可避的に生ずるものであった。

さらに、自分から臭いが発散しているという妄想も、一層揺るぎがたいものになった。しかし彼は、彼固有の不安に適応するもうひとつの方法を見いだした。それはいままでのものとは正反対の利点と欠点をもつものであった。つまり、他人が彼のことを全く知らなければ、他人と一緒にいることもできると彼は感じたのである。しかし、それは完璧である必要があった。つまり彼は、自分が「見知らぬ人」になるような別の地方に行かねばならなかった。彼はあちこちと放浪し、決して顔見知りになるほど長くは滞在せず、場所ごとに名前を変えた。このような状況のもとで、彼は（ほとんど）幸福であることさえできた――しばらくの間は。彼は「自由」であったし、「自然に」なることができた。女性たちと性的関係すらもつことができた。彼は「自意識的」にもならなかったし、自分の言動を気にする「関係妄想」が頭に浮かぶこともなかった。心の中で自己を肉体から分離する必要がなくなったために、これらのことも生じなくなったのである。彼は実際に人に知られていないときには、肉化された人間でいることができた。しかし彼が知られてしまうと、肉化されざる立場に逆戻りしなければならなかった。

匿名になること、知られずにいること、見知らぬ土地の見知らぬ人間になることなどを、彼は実行に移したわけであるが、こういった空想は関係妄想をもつ人間には共通のものである。彼らは会社の同僚と離れて自分の町を去り、新たに再出発をすれば万事がうまくゆくと考える。彼らが頻繁に職業や住所を変えることはよく知られている。この防衛手段はしばらくは有効であるが、自分の名前が知られていない間だけしか続かない。しかし「発見」されずにいることはむずかしい。そこで彼らは、敵地に潜入したスパイのように、他人が「彼らを見破り」、「正体をあらわす」はめに追い込もうとしているのだと疑い、用心するようになるのである(16)。

たとえばピーターは、見知らぬ土地ですら床屋へ行くことをためらった。床屋に関する彼の不安は、基本的には普通の意味の去勢不安の表現ではなかった。たとえ「無邪気な」質問でも、床屋がいろいろと彼のことを尋ねてくることに、答えねばならないのが不安だったのである。「サッカーは好きですか?」、「七万五千ポンド稼いだあいつをどう思いますか?」等々。床屋の椅子に坐っているとき、彼は囚われの身である。彼にとって、それは悪夢のような状況であった。その間、彼は髪の毛を刈られる一方で、しばらく特定の人間に関わり、結びつけられることによって、自分の匿名性をも刈りとられるのであった。「人々は出身地や仕事や知人のことをあれこれと話すだろうが、私はなるべく自分の出身地や仕事や自分の知っていることなどを、人に知られないようにする」。

同様に、彼は通いつけの図書館を持つことができず、自分の名前で入館証一枚持てなかった。その代わり彼は町中のいろいろな図書館から本を借り、それぞれの図書館の入館証には、偽名とにせの住所を書いていた。図書館員が彼を「見知る」ようになったと思われる場合には、彼は二度とその図書館へは行かなかった。

このような防衛方法を成功させるには、敵地に潜入したスパイのように、非常な努力と技術と警戒心を必要とするので、それを続けることは困難であったが、彼が「発見」あるいは「見知られ」ていないと感じることができるかぎりは、この方法は、たえず「分離され」「絶縁され」ている必要を無くしてくれた。しかし、つねに危険がある以上、それには絶えざる警戒心が必要だった。しかし、この時期には、彼の状況は困難ではあったが、全く絶望的というわけではなかった。もちろん、それは次のような成り行きによって危機的なものとなった。すなわち、彼の統合失調気質の防衛機構（これが彼の生存様式のすべてなのだが）、つまり世界におけるもっともらしい生き方を見いだそうとする試みが、自己壊滅の作為的もくろみとなったのである。彼の不安定な正気が危機的な点を通過し始め、精神病へと移行したのは、このようなことが起こったときだったのだ。

## 真の罪と偽りの罪

ここでわれわれは、ピーターがよく感じた罪の意識とその結末を、さらに詳しく考察しなければならない。彼が自分をきまり悪く目障りに感じていたばかりでなく、「何よりもこの世にいるということだけで」罪を感じていたことを、われわれは思い出す。この場合、彼の罪は彼の考えたことやしたこととは一応関係がなかった。彼は空間を占める権利がないと感じていたのである。そればかりでなく、彼は自分が腐りやすいものでできていると堅く信じていた。肛門による性交とか糞でできた子供をつくるとかいう彼の空想は、この考えの表現なのであった。彼の空想の細かい点は、自分がごみや汚物でできているのだと、自覚するのに影響したという点を除けば、当面のわれわれの関心事ではない。父親は彼を「うどの大木」と言ったのであるが、彼自身はそれ以上に自分を無価値なものと考えたわけである。彼は自分が無意味なごみと汚物でできていると考え、自分が他人にとって何か価値あるもののように見えることに罪を感じたのである。

彼は自慰行為をうしろめたく感じていた。しかし私が思うには、彼の罪悪感の要点は、自慰行為をやめたときに彼の無意味感が強まり、何もしなくなったときに彼の臭いが耐えがたいものになったという、奇妙な事実のうちに現れている。この臭いについて、彼はのちに次のように語った、「それは多かれ少なかれ自分に対する気持ちだったのです。それは実際は一種の自己嫌悪でした」。すなわち、彼は自分自身でとても鼻もちならないものであったので、その臭気が耐えられなかったのである。

事実、彼の罪の意識にはふたつの相対立する源があった。一方は彼を生へと駆り立て、他方は死へと駆り立てた。一方は建設的で他方は破壊的であった。それらが引き起こした感情は違ったものであったが、どちらも辛いものであった。自己肯定的な、価値のある人間を意味するようなことをすると、「これはごまかしだ。偽装だ。おまえは無価値なのだ」という声が聞こえる。しかし、彼が良心のこの偽りの忠告に従うことを頑強に拒否していると、自分がそれほど無意味で非現実的で死んだもののようには感じなかった。そして、それほどいやな臭いもしなかった。他方、彼が何物でもなくなろうとすると、彼は依然として自分がごまかしの詐欺師であるように感じた。彼は依然として不安を感じた。そして彼は、他人の知覚の対象となるのと同じくらい強迫的に、自分の肉体を意識せざるをえなかった。

　無になろうとするあらゆる努力の最悪の結果は、彼の全存在に定着する死の状態であった。この死は、「分離した自己」や身体についての経験にまで及び、「絶縁した」世界についての知覚にまで浸透する。すべてが停止し始める。世界はかつての現実性を失い、彼は自分が対他存在でもあると考えられなくなる。最も悪いことに、彼は「死んでいる」と感じ始める。この「死んでいる」という感情についての彼のその後の記述から、それは彼の肉体の現実感と生命感の喪失をも伴うものであることがわかった。この感情の核心は、他人にとっての現実的な対象として自分の身体を経験することが、欠如していることであった。彼は（耐えがたいことに）自分にとってのみ存在するようになり、世の中の他人の目のうちに存在していると感じることは、できなくなってしまったのである。

　両親による扱い、あるいはむしろその失敗によって、彼から奪われたところの、自己に関する二次元的な経験にひそむ昔からのギャップに対して、彼はつねに戦っていたのだということは十分ありうる。彼が他人に触られるとか、臭いをかがれるとかいうことに、どうしてもこだわるのは（彼はこれをひどく不快に思っていたのだが）、あの生きた肉体という次元を保持するための絶望的な試みだったのだ。すなわち対自存在をもつという試みだったのだ。しかし、彼は肉体に対するこの次元の感覚を、二次的、人為的、強迫的なやり方で「強化」しなければならなかった。彼の経験の次元はこのようなものだったのであり、幼児期の状況以来、基本的には確立されていなかった。そしてこのギャップは、人間として愛され尊重されているという感情のその後の発展によってではなく、事実上すべての愛は偽装した迫害であるという感情によって埋められたのであった。なぜなら、愛は自分を他人の物――彼にいわせると、学校の先生の帽子の羽根――に変えようとするものだったからである。

　しかし、この患者は学校や職場でも苦境にあり、学校では自分をごまかしのペテン師と感じ、職場でも恐怖を経験したのではあるが、彼の状態が不吉な転回をしたのは、特に彼が自分で意識的に自己存在の分裂を押し進め始めたときであった。彼は「自分をあらゆるものから絶縁しよう」としたという。そしてそれは事実であった。彼はさらに「分離」という方法をとった。これによって彼は、自己存在の諸側面を結び合わせていた絆を解き放とうとしたのである。特に彼は、自分の行動や表情、つまり自分のすることの「外に」いようと努力した。ここで彼は、自己と世界との間における動作や表情の過渡的な位置にいて、演技をしていることが判る。いまや、彼は次のように言おうとする、「他人の対象になりうるような私は、すべて本当の私ではない」。

肉体というものは、明らかに「私」と世界との間の、曖昧で過渡的な位置を占めている。それは一方では自分の世界の中核であり、他方では他人の世界の対象である。ピーターは、自分のうちで、他人に知覚されうるような部分から、自己を分離しようとした。世の中に盲従することによって生じてはきたが、いまや内的自己から分離しようとしていた態度、意志、行動などをすべてまとめて切り捨てようとする努力に加えて、彼は自己の全存在を非存在へ帰してしまおうとし始めた。彼は非常に組織的に無になろうとし始めた。彼は自分が何者でもなく無であるという考えのもとに、恐ろしいほどの正直さで無へと化した。自分が何者でもない以上、何者でもなくなるべきだと彼は感じたのである。匿名になるということは、この考えを魔術的に事実へと変えるひとつの方法であった。職をやめると彼は国中を放浪し続けた。彼はどこにも身を落ち着けなかった。彼はあちこち移動し続けた。彼には自分の過去や未来はなかった。財産ももたず、友人も作らなかった。何者にもならず、誰を知ることもせず、誰にも知られず、彼は自分が何者でもないと思いやすい状態を作り出していたのである。

旧約聖書におけるオナンが精液を地に漏らしたことの罪は、それによって彼の生産力と創造力を浪費したことにあった。しかしピーターの罪は、のちに彼が語ったところによると、自慰行為をしたり、サディスティックな空想をしたことばかりでなく、空想の中で自分がしたことを、実際に他人にする勇気がなかったということにあった。そして自分の空想を、抑圧とまでは言わなくても、ねじ曲げようとし、ある程度それに成功したとき、彼は、これらの空想をもつことだけでなく、それを抑圧することにも罪を感じるようになった。彼が無になろうとし始めたとき、普通の人にできることを自分はする権利がないということばかりでなく、他人の間で彼がすることはすべて誤りであるという良心の声に逆らってそれをやりとげる勇気がないことにも、彼は罪を感じた。彼には生きる権利がないということの感情を、みずから裏書きしていること、みずから人生の可能性を否定していること、ここに彼の罪の意識はあったのである。

すなわち、彼が罪を感じたのは、自分の欲望、欲求、衝動そのものに対してではなく、現実界において実在する人間に対して現実的なことをすることによって、現実的な人間になる勇気がなかったからなのだ。ただ自分の欲望に対してではなく、それが欲望でしかなかったことに罪を感じていたのである。彼の無意味感は、彼の欲望が空想においてしか満たされず、現実には満たされないという事実から生じたものである。自慰行為は、実在する他人との創造的な関係を、空想上の幻影との不毛な関係に置き代える行為であった。実在する人間に対する現実的な欲望からも罪の意識は生ずるかもしれないが、実際に彼が罪を感じていたのは、自分の欲望が空想上のものに過ぎないという点だったのである。

罪の意識は、存在が自己を求める声なき呼びかけである、とハイデッガーは言っている。ピーターの真の罪の意識とでもいうべきものは、彼が偽りの罪の意識に屈服し、自己にならないことを、彼の生の目的としていた点にあったのである。

この患者にはまた、前にも述べた内的自己の分裂があった。幼いころ、彼は自分が何者でもないという感覚につきまとわれていた。そしていまや彼は、この感情を確認するような状況を作り出そうとしている。しかし同時に彼は、特殊な使命と目的をもって神によってこの世に遣わされた、特別な人間であるとも感じていた。この空虚な全能感と使命感は、彼には恐ろしいものであった。そして彼はそれらを「一種の狂気」として退けた。彼は、このような感情に耽っていると、その結果は詩人エンプソンの言う「精神病院そのもの」であると感じていた。しかし、もう一方のことに耽っていたために、厳罰が下された。彼は肉体の中に、あるいは肉体を通して生きることをやめることによって、何者にもなるまいとしたので、彼の肉体が、ある意味で死んでしまったのである。

それゆえ、彼が偽装を捨てたとき、彼はその偽装を何か活気のない腐った薄気味悪い、生気のない死んだものとして思い出したので、それはいやでも彼の注意を引かずにおかなかったのである。彼は精神的止血器によって、肉体から自己を締め出していたのである。そして肉化されざる自己と「分離」された肉体とは、ともに一種の実存的な壊疽《えそ》にかかっていたのである。その後の彼の言葉が、問題の要点をきわめて簡潔に述べている。

私はある意味では死んでいたようなものです。私は他人から自分を切り離し、自己の内に閉じこもった。人間はそういうことをすると死んだようになるのだということが、私にはわかります。人は他人と共に世界で生きねばならない。そうしなければ、内部で何かが死ぬのです。これは馬鹿げたことのように思われるかもしれません。私にもよくは理解できないのですが、何かそういったことが起こるのです。おかしなことです。

# III

# 第9章　精神病への進展

事物は崩壊し、中心はぐらつき、無秩序のみが世にゆき渡る。
W・B・イェーツ

特にデイヴィドやピーターの症例において、われわれはすでに、危うく本当の精神病になりかかっている、統合失調気質に見られる現象を考察してきた。この章では、その境界を越えて精神病へと移行する過程を二、三研究してみよう。もちろん、正気と狂気、正気の統合失調気質の人間と狂気の精神病者を明確に区別することは、必ずしも可能ではない。ときには精神病の発現が非常に劇的かつ突然であり、その現れが明らかであって、診断に疑問の余地がありえないこともある。しかし、このような唐突で明らかな質的変化がなくて、その移行に数年もかかる場合が多く、どの時点で危機的な境界点を突破したのかがはっきりしないことが多い。

いままで述べてきた、統合失調気質に特有の実存的位置を出発点とする、正気から狂気への移行の本質を理解するためには、この独特の実存的文脈から生ずる精神病の可能性を考察する必要がある。この実存的位置においては、自己のアイデンティティと自律性を維持してゆくために、また世界からの絶えざる脅威と危険から身を守るために、自己は他人との直接的関係から自分を切り離し、自分自身の対象になろうとし、事実上、自分に対してのみ直接関係するようになろうと努力するようになってしまっているのであった。その基本的機能は空想と観察とになる。

さて、これがうまくいった場合のひとつの必然的結果として、自己は現実感を維持しにくくなる。なぜなら、自己は現実と「触れあう」ことがなく、決して現実と「出会う」ことがないからに他ならない。精神医学者ミンコフスキーが述べているように（1953）、世界との「生きた接触」が失われているのだ。逆に、すでに見たように、他人および世界との関係は偽自己－体系に委ねられ、この体系の知覚、感情、思考、行動は比較的低い現実「係数」しかもたない。

このような立場にある人は、外見はかなり正常に見えるかもしれない。しかし彼は、ますます異常で絶望的になってゆく手段によって、外面の正常さを維持しているだけなのである。自己は、「精神的な」もの、すなわち自分自身の対象という、自分だけの「世界」で空想にふけり、偽りの自己を観察する。そしてこの偽りの自己のみが、「共通世界」での実際の生に関わるのである。現実的な共通世界での他人との直接的な交わりは、偽自己－体系に委ねられてしまっているので、自己が外部の共通世界と交わることができるのは、この媒介を通してのみである。それゆえ、初めは自己に対する破壊的な侵犯を防ぐための防壁として考え出されたものが、自己にとって脱け出すことのできない牢獄の壁となりうるのである。

このように、世界に対する防衛は、その本来の機能すらうまくいかない。すなわち、他人に物として把握され、操られることを避けることによって、迫害的な侵犯（爆入）を回避して自己の生を守るという、本来の機能すら失敗に終わる。不安は一層強い形で再び忍び込んでくる。知覚の非現実性と偽自己−体系の目的の虚偽性とは、共通世界一般についての死の感覚へと、身体へと、事実上あらゆる存在へとゆき渡り、「真の」自己へすら浸透する。あらゆるものが虚無性で満たされるようになる。内的自己そのものも全く非現実的、あるいは「空想的」なものとなり、分裂し死んだようになる。そして最初にもっていた不安定なアイデンティティ感すら保持できなくなる。これは最も不吉な防衛手段を取ることによって一層悪化する。その不吉な手段とはすなわち、アイデンティティを維持するために、自分のアイデンティティを他人に決められることを回避することである（すでに述べたように、アイデンティティは二次元的に獲得され維持されるものであるから、それには自己による認識ばかりでなく、他人によって自己を認識されることも必要なのである）。あるいは生の苦痛に対する防衛として、生きながらの死の状態を意識的に作り出すという手段を取ることによって、一層悪化するのだ。

自己を引きこもらせようとする努力と、自己を回復しようとする努力とは、ともに精神病という同じ方向で結合するようになる。ある意味では、統合失調気質の人は、自己自身になり、自己の存在を取り戻し、維持しようと、絶望的な努力をしているのかもしれない。しかし非存在への欲求から解放されることは非常に困難である。なぜなら統合失調気質の人間がすることは、その性質上、ひどく両義的だからである。ピーターが自己を破壊しようとしていたのか、あるいは維持しようとしていたのかを、断定的に言うことができるだろうか。どちらか一方だけを取り出して考えたのでは答えは得られない。人生に対するピーターの防衛は、大まかにいって、生きながらの死という状態をつくり出すことであった。それは、少なくともしばらくの間は、不安からのある程度の解放をもたらしてくれるように思われた。彼は生きてゆくために、フクロネズミのように、死んだふりをしなければならなかったのだ。ピーターは、匿名で人に知られていないときは、「自分になる」ことができたし、逆に自分自身でないときには、自分を他人に知らせることができた。この両義性は、いつまでも続きうるものではなかった。なぜなら、自己同一の感覚は自分を知っている他人の実存を必要とするからである。さらにそれは、自分に関するこの他人の認識と、自己認識との結合を必要とするからである。もしあらゆる他人から絶縁し、自己存在の大部分とも分離しているような人間になろうとするなら、いつまでも正気のまま生き続けることは不可能なのである。

しかし、共他存在〔being-with-others〕のこのようなあり方は、基本的に自閉的なアイデンティティによって自己の現実性を維持する能力を、前提としているのかもしれない。それはまた、他人との弁証法的な関係なしに人間的でありうることを、前提としているのかもしれない。この策謀の目的は、「内的」自己への外部からの直接的な接近を排斥することによって、「内的」アイデンティティを、予想される破壊から守ることのように思われる。しかし、「自己」がつねに他人による限定をうけ、「客観的」な契機に関わっていないと、すなわち他人との弁証法的な関係のうちに生きていないと、「自己」は、すでにもっているであろう不安定なアイデンティティや生気すら、維持できないのである。

「内的」自己が蒙る変化は、すでに部分的には述べてきた。それを列挙すると次のようになるだろう。

1　それは「空想化」あるいは「揮発化」されたようになり、したがって、しっかりと錨を下ろしたアイデンティティを失う。
2　それは非現実的となる。
3　それは貧しく、空虚に、死んだようになり、引き裂かれたようになる。
4　それはますます憎悪と恐れと妬みを抱くようになる。

これらは、ひとつの過程を別々の観点から見た四つの側面である。

ジェイムズはこの過程を正気の限界まで進み、おそらくそれを越えてしまった。この二十八歳の青年は、よくあることではあるが、彼が考える「真の自己」と偽自己ー体系との間に、意識的に分裂をつくり出していたのである。

彼の心のうちでは、物の見方、思考、行動などはすべて偽りの、非現実的なものであった。見ること、考えること、感じること、行動することは、ただ「機械的」で「非現実的」でしかなかった。なぜなら、それらはただ「彼ら」の見方、考え方、感じ方、行動の仕方にすぎなかったからである。彼は朝ホームを歩いていて誰かに出会うと、その人に歩調を合わせねばならず、皆が話し笑っていることを、自分も話し笑わねばならなかった。「私が電車のドアを開けて誰かを先に入れてあげるのは、親切ではなくて、なるべく他人と同じことをするためなのです」。しかし、他の皆と同じように見せようとする彼の努力は、他人に対する憤慨と自己に対する軽蔑を伴うものであったので、実際の彼の行動は、「本当の」気持ちを隠すことと現すこととの葛藤による、異様なものであった。

彼は、風変わりな考え方によって自分のアイデンティティを主張しようとした。彼は平和主義者であったり、神智学者であったり、占星術師であったり、降神術者であったり、神秘主義者であったり、菜食主義者であったりした。少なくともその風変わりな考えを、他人と共有することができたという事実が、彼の正気を維持する最も重要な要素だったようだ。なぜなら、この限られた範囲内では、彼はときには、自分の考えや奇妙な体験を共有する他人と共にいることができたからである。現代の西欧文化のもとでは、このような観念や体験は、その人を仲間から孤立させる傾向がある。そして彼が似たような「奇人」のグループに入れない場合には、彼の孤立は精神病としての疎外へと至る危険性が非常に大きいのである。たとえば、彼の「身体の図式」は、誕生前から死後へとまたがるものであったし、普通の時間・空間の枠を取り払ってしまうものであった。彼は、絶対者、唯一の現実との合一を感じる「神秘的」体験をいくつももっていた。世界を支配している法則を、彼は神秘的な方法で「知っていた」のであるが、それは全く魔術的なものであった。彼の職業は化学者なのであるが、彼が「本当に」信じていたのは、化学や科学の法則ではなくて、錬金術、黒魔術、白魔術、占星術などであった。彼の「自己」は、意見をともにする人との関係においてすら、部分的にしか現実化していなかったのであるが、この「自己」はますます魔術的世界に深入りし、それ自体その世界の一部になっていった。空想や想像の対象は魔術的な法則に従う。そこにあるのは魔術的関係であって、現実的関係ではない。「自己」は、ますます空想的関係の関与者となり、現実的関係の関与者でなくなることによって、みずからの現実性を喪失する。自己は、その空想的対象と同様、魔術的な幻影になってゆくのである。いかなる願望も、遅かれ早かれ現実により必然性により限定を受けざるをえないのではあるが、このような「自己」にとっては、どんなことでも無制限に可能になることを意味する。現実による制約がなければ、「自己」はどのような人間にもなれるし、いつどこへ行くこともできる。ジェイムズにとっても、事態はこのようになっていたのである。「想像の中で」、異常な力（超自然的・魔術的・神秘的能力）をもっているという考えが、だんだん強まり、それは曖昧ではっきりしないという特徴はあったが、このことによって彼は、自分はあの両親から生まれていまここにいるただのジェイムズではなくて、特別な使命をもった、おそらく仏陀かキリストの再来なのだという考えをもつようになったのである。

すなわち、「真の」自己は、もはや死すべき肉体を離れ、「空想化」され揮発化されて、その人の想像の中で変幻自在に変化する幻影となるのである。その上さらに、アイデンティティに対する脅威と感じられる外部からの危険に対して身を守るために、自己は孤立しているのであるが、それによって自己は、すでにもっている不安定なアイデンティティすら失う。さらに現実からの退却は、「自己」自身の貧困化を引き起こす。その全能性は無能性にもとづくものである。その自由は空虚の中を動いている。その活動には生命がない。自己は干からびて死んだようになる。

ジェイムズは、起きているときよりも夢の世界において一層、荒涼たる世界にただひとりいることを経験した。たとえば、

1　私はある村にいた。私はそこに誰もいないことに気づいた。それは廃墟であった。そこには生命がなかった……

2　……私は荒涼たる風景の中に立っていた。それは全く単調なものであった。生あるものは何も見えなかった。草もほとんど生えていなかった。私は泥に足をとられた……

3　……私は岩と砂だけの寂しいところにいた。私は何かを逃れてそこへ来ていたのであった。そしてどこかへ戻ろうとしたとき、どちらへ行ってよいのか判らなかった……

悲劇的な皮肉であるが、結局はどの不安も回避されず、寝ても覚めてもあらゆる経験に虚無感と無力感が入りこんで、不安はかえって苦しいものとなるのである。本来、自己は現実の人間や物との関係においてのみ、「現実的」になれるものなのだ。しかし、いまや自己は、いかなる関係においても呑み込まれることを恐れるようになっている。偽りの自己が何とか世界の相手をしていても、「私」が空想の対象を相手にするようになってしまえば、多くの深刻な現象学的変化が、経験のあらゆる場面に生じてくるのである。

かくしてわれわれは、それなりに全能で超越的で空虚で自由な自己が、空想において万人になり、現実において無になる、という点にまできた。

このようになった自己は、もっぱら自分の空想の対象と関係する。ほとんど空想上の自己になることによって、結局それは蒸発してしまったようになる。客観的な契機との関わりに直面するという恐怖のなかで、自己はアイデンティティを維持しようとしていた。しかし、もはや事実から離れ、限定された有限なものから離れてしまった以上、それは、何よりも守ろうとしていたものを失うはめに陥る。自己は、限定されたものを失うことによって、そのアイデンティティを失う。現実を失うことによって、世界において選択の自由を行使する可能性を失う。殺されるという危険を避けることによって、それは死んだようになる。自分にとってではないにしても、他人にとって世界がどのようなものであるかを彼がまだ知っているとしても、彼はもはや他の人のように世界を経験してはいないのかもしれない。世界の直接的な現実感は、偽自己－体系によっては維持できない。しかも、偽自己－体系は現実を検証することができないのだ。なぜなら、現実の検証には、より良い方を選ぶことのできる自分の心が必要だからである。偽自己－体系を虚偽ならしめているものこそ、このような自分の心の欠如なのだ。

経験がフィルターを通してしか内的自己に到達しないとき、この自己はそれ自身の欲望を、もはや社会的に受け入れられるような仕方では経験することもできないし、表現することもできない。

社会的に受け入れられるということが、単なる策略、単なる技巧になってしまっている。彼自身のものの見方、彼にとってのその意味、彼の感じ方、彼の表現の仕方などは、異様で気違いじみたものではないにしても、少なくとも風変わりで奇妙なものになりがちである。自己はますます殻に閉じこもるようになり、変化する経験への適応は偽りの自己によって行なわれる。この偽自己‐体系は外見的には融通のきくものである。それは初めて会った人たちともうまくやるし、変化する環境にも適応する。しかし、内的自己は現実界の変化についてゆけない。空想的関係の対象は、たとえば理想化の方向へ修正を受けたり、より迫害的になったりするけれども、その基本的な形に変化はない。これらの幻影の姿（イメージ）を、現実との関係で調べ、検証し、確かめることなど考えもしない。実際、そうする機会がないのである。今や自己は現実に働きかけようとはしないし、そこに現実的な変化を起こそうともしない。

自己およびそのイメージが上記のような変化をうけている一方で、偽自己‐体系もそれに並行した変化をうける。

われわれはここで最初の状態を思い出す。それは次のように図式的に表現されていた。

自己 ↓↑（肉体＝世界）

肉体は偽自己－体系の水準器である。しかし、彼はこの体系を、単なる肉体的行動を越えて具体化するものと考えている。この偽自己－体系は、内的「自己」がみずからの表現でないとして否認するところの、彼の「存在」のほとんどの側面に拡がっている。かくしてジェイムズの場合のように、自己がますます排他的・空想的関係に引きこもり、「切り離された」第三者として、偽りの自己と他人とのやりとりを観察するだけになるにつれて、偽自己－体系がますます自分の存在を侵蝕し、一層深く入りこむように感じられる。そして事実上あらゆるものがこの体系に属するように思われてくる。[17] ジェイムズは最終的にはほとんど何も見えず、聞こえず、触れられないようになり、特に、何をしてもそれは「自分ではない」という気がするのであった。

われわれはすでにいくつかの実例を挙げた。そのような例はいくらでもある。なぜなら彼は、家でも職場でも友人といるときでも、このように自分の行動を経験していたからである。偽自己－体系の本質にまで及ぶこのような存在様式の成り行きは、次のように要約することができる。

1 偽自己－体系はますます拡大する。

2 それはより自律的となる。

3　それは強迫的な行動の断片に「悩まされる」ようになる。

4　それに属するものはすべて、だんだん死んだようになり、非現実的、虚偽的、機械的になる。

肉体からの自己の分離と、肉体と他者との密接な連結とは、精神病の状態への移行に重要な働きをする。この状態になると、肉体は、他人に服従し他人をなだめるために働くものと考えられるだけでなく、実際に他人に所有されているものと考えられるようになる。そこで彼の立場は次のようなものへと移行し始める。すなわち彼は、自分はいつも他人の眼を通して物を見ているのだから、自分の知覚は偽りであると考えるばかりでなく、他人が自分の眼を通して世界を見ているのであるから、彼らは彼にいたずらをしているのだと感じるのである。

ジェイムズはほとんどこのような点にまできていた。彼がいつも言っていたことであるが、彼の「頭脳」にある考えは、本当は彼のものではないと感じていた。彼の知的活動の大部分は、自分の思考を手に入れ、自分の思考と感情を自分の支配下に置こうとする試みなのであった。たとえば夜、彼の妻がミルクを一杯くれる。彼は何も考えずに、笑いながら「ありがとう」という。途端に彼は感情の激変に襲われるのであった。妻はただ機械的に振舞い、彼も同じような「社会的機構」によって反応しただけなのだ。彼はミルクが欲しかったのか、彼は笑いたかったのか、彼は「ありがとう」と言いたかったのか。違う。しかし彼は、すべてこれらのことをしたのだ。

ジェイムズのような状態にある人が直面している状況は危機的である。彼はすっかり非現実的で死んだようになっている。現実性と生命とは、もはや直接的には感じられず、経験されなくなっているのかもしれない。もっとも、その可能性があるという感じはまだ失われていない。他人には現実性と生命がある。現実性と生命はおそらく自然の中に（より正確には、母なる自然の身体の内部に）ある。あるいは、それらはある種の経験において把握されうる。それらは知的な訓練と制御によって取り戻しうる。しかし自己は、いつも他のところにある豊かで生き生きとした生を妬み憎んでいる。それらはいつも向こうにあって、決してこちらにはない。すでに述べたように、自己は空虚で干からびている。それは空虚であり、満たされることを望みかつ恐れているという点で、フロイトの言う口唇的自己とでも呼べるかもしれない。しかし、それはあくまでも口唇的であって、いくら飲んだり食べたり嚙んだりしても、決して満腹することはできない。それは何も採り入れることはできない。世界を建設的な目的で（ある意味では）食料として採り入れ嚙み砕くことが可能な場合には、罪の意識も生ずるかもしれないが、自己にはそのような罪の意識すら生じえない。自己は世界を、同化吸収することによってではなく、灰塵と化すことによって破壊しようとする。その憎悪は対象を消化せずに無化してしまう。このように、「自己」

は荒廃し、他人のうちにあると思われる良いもの（現実性、生命）に絶望的な妬みを感じているのであるが、彼はそれを取り入れずにむしろ破壊しなければならないのである。自己を死滅させずに生命と現実性を「手に入れる」ことが問題となる。しかしこの時期には、現実を破壊し、それをこっそり手に入れることが、ほとんど魔術的な手続きになっている。現実をこっそり手に入れる魔術的な方法には、次のようなものがある。

1　触ること
2　模倣し、コピーすること
3　魔術的な方法でそれを盗み取ること

他人の現実性についての直接的な印象を自分のうちに引き起こせれば、彼はある程度の安心を見いだしさえするだろう（これらの方法はローズの症例において説明される。二三〇頁以下）。

現実的で生きた感情を経験するためのもうひとつの試みは、激しい苦痛と恐怖に自己をさらすことによってなされる。タバコの火を手の甲でもみ消したり、親指をまぶたに強く押しつけたり、ゆっくりと髪の毛を引き抜いたりする癖のある、ある統合失調症の女性は、何か「現実的」なことを経験するためにそういうことをするのだと説明した。ここで重要なことは、彼女がマゾヒスティックな喜びを得ようとしているのでもないし、無感覚なのでもないということである。彼女の感覚は正常な人に劣らず敏感であった。彼女は生命感と現実感以外なら何でも感じることができた。ミンコフスキーは、ある患者がこれと同じ理由で自分の服に火をつけたことを報告している。患者の表現を借りれば、統合失調気質の人間は「脅かして生命を手に入れる」ために、「刺激を求め」、スリルを求め、極端な危機に身をさらすことがある。詩人ヘルダーリンは書いている、「おお、エーテルの娘よ、汝はその父の園から現れる。私にこの世の幸せを約束できないのなら、ああ何か他のもので私の心を脅かしてくれ[18]」。しかし、このような試みはどうにもならない。このことをジェイムズは、カフカの哀願者とほとんど同じ言葉で述べている。「現実が私から遠ざかっていく。私の手に触れるもの、私が考えること、私の会う人などは、すべて私が近づいてゆくとたちまち非現実的なものになる……」。

他人の現存の喪失、すなわち私とあなたが一緒にいるという感覚や、われわれという感覚の喪失につれて、男にとっては、男よりも女の方がより疎遠で恐ろしいものになるだろう。ビンスワンガー(1942)のいう世界内存在の二元的あり方を突破する最後の望みは、同性愛的な愛情に求められるかもしれない。また最後の愛の絆は、子供や動物のような他者との関係になるかもしれない。ボス(1949)は、孤立のうちに自己と世界とが縮み狭まっているような人における同性愛の役割について述べている。

「頭皮や心臓筋」すら縮んでしまっているような人は、男女の結合の実存的豊かさを深めるために「手を伸ばす」こともだんだんできなくなる。いとこに対する愛がかつて意味したような「無上の喜び」や「情熱と歓喜」も、もはや手にすることはできない。彼の実存が不毛になっていった第一歩は、女性が愛のわかりやすさを失い、全く異なった、疎遠で「異質な」実存の極になったということであった。女性は「色あせた」ものとなり、「蜃気楼」になり、「消化不能の食物」を意味するようになった。そして最後には、彼の世界の枠組みから完全に抜け落ちてしまった。進行してゆく統合失調症が「彼の男らしさを枯渇させ」、男らしい感情がほとんど「無くなった」とき、突然彼は生まれて初めて、ある種の同性愛に「身を任せる」気になった。この同性愛において、実存の豊かさを少なくとも半ば経験するのに成功したということを、彼は非常に生き生きと語った。この半ば程度の豊かさを獲得するのに、彼はあまり「努力」せずにすんだ。この広さと深さの限られた行為には、「自己を失い」、「尽き果てる」危険はなかった。むしろ同性愛は彼の実存に「補給」をして、「完全な人間」に戻すことができたのである。

ボスが次のように述べているのは正しいと思う。

この観察は、「同性愛の傾向は普通あらゆる妄想症患者に見られる」という、フロイトの重要な言葉に新たな光を投げかけるものである。フロイトは、この同性愛が被害妄想の原因であると信じていた。しかしわれわれはこの二つの現象すなわち同性愛と被害妄想のうちに、実存における統合失調症の収縮と破壊の二つの並行的な現れを見る。すなわちそれは、人格の失われた部分を取り戻すための二通りの試みなのである（pp. 122-4）。

彼の世界は、ギリシア神話のミダス王の悪夢のように、近づいてゆくとすべてが死んでしまうような世界である。ここまでくると、彼には二つの道しか残されていない。

1　すべてを無視して「自分自身になる」決心をするか

2　自己を殺そうとするか

これらのもくろみは、どちらも実行されれば明らかな精神病に至るであろう。この二つを別々に考察してみよう。

偽自己－体系がまだ無傷であり、自己からの攻撃や、外部の行動の一時的断片の累積による攻撃によってまだ荒廃させられていない場合には、彼は完全に正常な外観を呈するかもしれない。しかし、この正気な外見の背後では、内的な精神病の過程がひそかに音もなく進行しているかもしれないのである。

日常生活に対する彼の一見正常で、うまくいっているように見える適応も、彼の「真の」自己には、ますます恥ずべき、そして（あるいは）馬鹿げた偽装と考えられるようになる。それと同時に、空想的な関係の中にいる彼の「自己」は、ますます揮発化されたようになり、世界で他人と共にあるものとしての自己を悩ませる、偶然や必然からも自由になる。現実の世界では自分がこの時間やこの場所に関わり、生や死に従い、この肉と骨に組み込まれるということを、彼は知っているのである。そしてこのように空想の中で揮発化された「自己」が、その殻を破り、偽装をやめ、正直になり、本心を現し、自分をはっきりと他人に知らせたいと考えるようになると、人はそこに急性精神病の始まりを見ることができよう。

このような人は、外面的には正気に見えていても、内面的にはすでに狂気になりつつあったのである。この種の症例は、表面的に調べただけでは、非常に不可解な問題を提起するように思われるかもしれない。なぜなら、その人の「客観的」な歴史を見ても、それに関係する理解不能なストレスは見当たらないかもしれないし、その過去を見ても、このような突発事件が差し迫っていることを、はっきり示すものは見当たらないかもしれないからだ。彼の精神病が説明可能になるのは、彼の自己の歴史を彼自身から入手することができる場合に限るのであって、このような場合の普通の精神医学的な歴史、すなわち偽自己—体系の歴史を入手しても無駄である。

次にあげる二つの説明が、「青天の霹靂《へきれき》のごとき」精神病の始まりに関する、ありふれた説明であって、これらはどの精神医学者にもなじみの、「外側」からの説明である。このような観点から説明したのでは、それらは依然として全く不可解のままであるに違いない。

ある二十二歳の青年は両親と友人から、全く「正常」と見なされていた。彼は、休暇で海へ行ったとき、ボートで沖へ出た。彼は数時間後、はるか沖合を漂流しているところを救助された。彼は、神を失ったので神を探しに海へ出たのだと言って、救助されるのを嫌がった。この出来事が明白な精神病の襲来となって、彼は数か月の入院をすることになったのである。

またある五十代の男は、少なくとも妻の知るかぎり、今まで一度も「神経の」問題を起こしたことはなかったし、精神病の急性の発作に襲われるまでは「普通」に見えたのであったが、彼はある暑い夏の午後、妻と子供たちを連れて川のほとりへピクニックへ行った。昼食後、他にピクニックに来ている人が周りにいたのに、彼は素裸になって川に入った。異常どころの話ではなかった。腰ぐらいの深さのところまで来ると、彼は頭から水をかぶり始めた。彼は水から上がることを拒絶し、自分が妻や子供たちを一度も愛さなかったという罪のために、身を清めているのだと言い、清められるまでは水から上がらないと言った。彼は結局警察によって川から引き上げられ、精神病院に入らねばならなかった。

以上の二つの症例において、また他の記述においても同じことであるが、正気すなわち外見的に「正常な」様子、服装、行動（身体的なものにしろ言語的なものにしろ、観察可能なものはすべて）は、偽自己‐体系によって維持されているのであって、一方「自己」は世界そのものに関わるのではなく、自己によって見られるものとしての世界に関係するようになっていたのである。

精神病の従来の「治癒」の多くは、何らかの理由で患者が再び正気を演技する決心をした、という事実のうちに存するのだと私は確信する。

統合失調症にしろ何にしろ、非人格化した患者が、自己を殺したとか、自己を喪失したとか、自己を奪われたとかいう話をするのは、珍しいことではない。

このような話は普通、妄想と呼ばれている。しかし、たとえ妄想であっても、それらは実存的真理を含む妄想なのである。それらの話は、そういう話をする人にとっては文字通り真実なものとして理解されねばならないのだ。

統合失調症患者が、自分は自殺をしたと言うとき、自分が喉を切ったわけでもないし、水に飛び込んだわけでもないという事実を、彼ははっきりと承知しているのかもしれない。

また彼は、自分の話し相手も馬鹿でない以上は、それを同じようにはっきりと承知してくれることを期待しているのかもしれない。事実、彼はこのような話を多くするのであるが、それは明らかに、彼が馬鹿とみなしているような人や、理解力のない連中と考えているような人をだまそうとするもののようである。このような患者にとっては、喉を切って自己を殺そうとすることなど、完全な論理的誤りなのであろう。なぜなら、彼の自己と彼の喉とは非常に関係の薄いものと感じられているであろうし、一方に起こることは他方にはほとんど関係がないとまで感じられているからである。すなわち、彼の自己は実質的には肉化されていないのである。自己はおそらく、不死なるもの、あるいはほとんど不滅の非物体的物質によってできていると考えられているのである。彼はそれを「生命的物質」とか、彼の「魂」とか呼び、また独自の名前さえつけるだろう。そして彼はそれが奪われうるものだと感じているのであろう。これはシュレーバー（1955）の精神病の中心的観念のひとつであった。

　この「自己」喪失の恐怖を、性的不能という不満の背後にある、より一般的な神経症的不安と比較することによって、われわれはこのかなり困難な精神病の症例にアプローチすることができるかもしれない。性的不能ということのうちには、次のような潜伏性の空想が見られる。彼は性的機能を失うことを恐れている。そこで彼は去勢されているように装うことによって、その能力を維持する（去勢を避ける）。彼はみずから去勢されているふりをすることによって、去勢の脅威を受け流すのである。精神病者も同じ原理の防衛手段を取ったわけであるが、それは性的機能に関してではなく、自己に関して行なわれるのだ。それは最も逆説的で非合理的な防衛手段であって、魔術的防衛よりさらに徹底しているほどである。そして私の見るかぎり、それはあらゆる精神病における基本的防衛方法である。それは最も一般的な形では、次のように表現することができる。すなわち、存在を維持する手段として存在を否定すること、である。統合失調症患者は自分の「自己」を殺したように感ずる。そしてこれは殺されることを避けるためのように思われる。彼は生き続けるために死ぬのである。

様々な要素が合わさって、何らかの方法で、彼から自己を切り離すようにするのかもしれない。しかし、肉体や事実上あらゆる思考、感情、行動、知覚などから自己を分離し、それらと自己を同一化しないでおこうとする努力すら、結局は不安からの解放には失敗しているのだ。自己は分離による何の利益も受けずにとり残され、本来避けようとしてきたあらゆる不安を受け取ることになる。

次の二つの症例は、このような問題に巻きこまれた人の大きな苦悩を示している。

私がローズに会ったのは、彼女が二十三歳のときであった。私が彼女に会ったとき、彼女は気違いになりそうで恐ろしいと言った。事実、その通りだったのである。いくら忘れようとしても恐ろしい記憶がよみがえってくるのだと彼女は言った。しかし、いまや彼女はこの問題に対する答えを見いだしていた。つまり自分自身を忘れることによって、これらの記憶を忘れるようにしているのだと彼女は言った。彼女は、つねに他人を見、決して自分に注意を向けないことによって、自分を忘れようとした。自分がだんだん負けていって戦う気がしなくなっていると感じることは、初めのうちはある程度彼女を安心させた。しかし彼女の内部では何かがこれに反抗した。彼女は気力を失い、物事をやろうとし続けたが、それはますます努力を必要とするものになった。そしてとうとう、あらゆる思考や行動が、あらためてそのつもりにならないとできないもののように感じられてきた。しかし、さらに彼女は、自分には意志の力すらない——それを使い果たしてしまった——と感じ始めた。その上彼女は、自分のために何かをしたり、自分のしたことに責任を取ったりするのを恐れた。同時に彼女は、彼女の人生はもはや自分のものではないという感情に苦しんでいると言った。「私自身の存在は、私のというよりは他人の手の中にあるのです」。彼女は自分の生をもたず、ただ存在しているだけであった。彼女には目的もなく、「気力」もなく、目当てもなかった。彼女の言葉によれば、「私」は最近「沈没して」しまったので、手遅れにならないうちに「それ」を取り戻したいと感じていた。しかし彼女は、事態がすっかり進展してしまったので、もはや「自分を持ちこたえることができない」、また「それ」は自分から「逃げ去り」つつある、という感情を抱いていた。彼女に人を愛することができれば、これほどのことはないだろう。

数日後、彼女は自分の考えていることを次のように表現した。

こうした考えがどんどん進行して、私は境界を越えようとしています。私の本当の自己はもう落下しつつある――それはいままではちょうど喉のあたりにあったのですが、今はさらに落ちこんでしまいました。私は自分を失いつつあるのです。それはますますひどくなる。あなたに話したいのだけれども、私は恐ろしい。私の頭はいろんな考えや恐怖、憎しみ、嫉妬でいっぱいです。私の頭はそれらをしっかりと捉えておくことができない。私はそれらを持ちこたえられない。私は鼻のうしろのところにいるのです――つまり、私の意識はそこにあるのです。それが私の頭を引き裂いている、ああ、これは統合失調症でしょう？　私は自分がこういう考えを抱いているのかどうかわからない。ただ治療を受けるために、でっち上げたんだと思います。こんなに人を憎んでばかりいないで、また人を愛することができればいいんですが。私はできれば人を愛したい。しかし、やっぱり私は彼らを憎みたいのです。私は自分自身すら殺しているのです。

彼女はその後数週間、このように話し続けた。自分を殺しつつあるという気持ちは、「自分」を殺してしまったという考えに変形してきた。彼女はいつも本当に自分を殺してしまったと言い張り、ときには自分を失ってしまったと言った。自分が完全に「失われ」、

「死んで」しまってはいないと感じるときには、彼女は自分が「奇妙に」感じられた。そして自分にも他の物にも、もはや現実性はなかった。彼女は、現実的に経験し、現実的に思考する能力を失っているということを、痛いほど意識していた。彼女は、また、他人にはこの能力があるということを、同じように強く意識していた。そして彼女は、意図的か否かは別として、「現実性を取り戻す」ために、彼女が使っている様々なテクニックの話をした。たとえば、彼女が「現実的」と分類しているようなことを誰かに言われると、彼女は「考えてみよう」と独り言をいうのであった。そして、その誰かの言葉の現実性がその言葉から剝がれて、自分の方についてくれることを期待しながら、何度もその語句を心の中で繰り返すのであった。彼女は医者というものを現実的なものと感じていたので、いつもある医者の名前を思い浮かべるようにしていた。彼女は他人に自分の影響を与えようとして、たとえば、彼らを戸惑わせるようなことを言ったりした。これは彼女にとっては容易なことであった。なぜなら、自分の考えは彼らの気持ちとは完全にかけ離れていると感じていたからである。そして他人のうちに困惑の徴候を見ると、自分は現実的な他人に現実的な影響を与えたのであるから、自分も現実的であるにちがいない、と自分に言いきかせたのである。誰かが「自分の心に入りこむ」や否や、彼女は、自分がその人なのだと自分に言いきかせるのであった。彼女は今や、ある人を好む〔like〕ことができる限りにおいて、その人のように〔like〕なるのだ、と感じていた。彼女は人の後をついてゆき、歩き方や話し方や身ぶりをまねた。彼女は彼らの言うことに何でも賛成し、かえって彼らを怒らせたほどであった。しかしこの間彼女は、ますます本当の自己から離れてゆくと言い続けていた。彼女は他人のところまで「到達」したかったし、他人を彼女のところまで到達させたかった。しかしこれはますます不可能になってきていた。ますます絶望的になるにつれて、彼女はかえってパニックを感じなくなった。しかしなお、絶えざる恐怖につきまとわれてはいたのである。彼女はどんなことにしろ、それが何のためのものなのかが判らなくなってきた。人がいろんなことをしているのを見ても、彼女は、「それを実感する〔real-ize〕ことができない。虚ろな気持ちです」と言うのであった。彼女は皆が自分よりも賢いと考えていた。彼らは皆、賢いことをしているのに、自分にはその最も単純な行動の目的すら判らない。彼女には未来がなかった。時間はすでに動きを止めていた。彼女は未来に何かを期待するということができず、あらゆる記憶が凝り固まって、頭の中で押し合いへし合いしていた。彼女が過去、現在、未来という時間において、出来事を区別する感覚、すなわちミンコフスキーのいう「生きた」時間の感覚を喪失していることは明らかであった。

自分は他人に到達することができず、他人も彼女に到達することができないのだと感じるようになるにつれて、また、彼女が自分だけの世界にいるのだと感じるようになるにつれて——「人は入ってこられないし、私は出て行けない」——、彼女だけのこの閉じた世界は、ますます外部からの精神病的な危険に侵されるようになったということ、すなわちある意味ではますます「公開」的なものになったということ、この事実は非常に重要である。彼女は他人に対して一層懐疑的になり、物事を自分のロッカーに隠し始めた。彼女は誰かが自分のものを盗んでいるという考えをもっていた。何も盗られていないということを確かめるために、彼女はしょっちゅうハンドバッグや身の周りのものを調べるのであった。閉じこもると同時に傷つきやすくなるというこの逆説は、次のような言葉に最もはっきりと現れていた。すなわち一方で彼女は自分を殺し、他方では「自己」が失われ盗まれることを恐れていたのである。彼女は他人の考えしか抱くことができず、他人が言ったことしか考えることができなかった。

それから彼女は自分が二人いるという話をした。「二人の私がいるのです。彼女は私であり、私はいつも彼女です」。彼女は、母親を殺せという声を聞いた。そして彼女は、その声が「自分のひとり」の声であることを知っていた。「ここから上は〔こめかみを指差して〕ただの綿なのです。私には自分の考えがありません。私はひどく混乱している、私、私、いつも私、私と私、私と自分、私が自分と言うとき何かが間違っていることが私には判る。何かが私に起こっている。しかし私にはそれが何であるかは判らない」。

このように彼女は自己喪失を恐れているにもかかわらず、「現実性を取り戻す」ためのあらゆる努力は自己でなくなることを含み、自己から逃れ、自己を殺す試みが基本的防衛手段として使われ続けた。いや、それらは一層強化されるようになったのであった。

このような人が「自己を殺す」ようになるのは、不安からの圧迫によるばかりでなく、罪悪感のせいでもある。この罪悪感は、このような人においては特に徹底的、圧倒的で、彼には策を弄する余地は全く残されていないようである。

このような罪悪感の圧迫によって、ピーターがいかなる物、いかなる人でもなくなっていった様子は既に見ておいた。似たような道をたどったもうひとりの患者の例を挙げよう。しかし幸いなことに彼女の場合には、取り返しのつかない精神病状態にいたる前に、明らかにその進行は食い止められたのであった。いや、彼女がそれを食い止めたのだと言った方がより正確かもしれない。

マリーは二十歳であって、それまでの一年間の学生生活において、試験にはすべて失敗していた。彼女は試験を受けるのに何日も前に来たり、数日後に来たりした。時間通りに現れたり試験中に来たりしても、それはある程度偶然のように思われたし、彼女は苦心して解答を書くこともなかった。二年目になると、彼女は全く授業に出なくなり、全く何もしていないようであった。この少女の人生から何か具体的な事実を見つけ出すのは非常に困難であった。彼女は誰かに勧められて私のところへ来たのだった。私は彼女が一週間に二回くるように時間を決めた。しかし彼女はいつ現れるか、全く予想できなかった。不正確どころの話ではなかった。決まった面接時間というものは、彼女にとってはただ漠然と見当をつけるためのものでしかなかった。彼女は木曜日の午後の面接に、土曜日の朝に現れたり、五時に電話をしてきて、今起きたところなので四時の面接には間に合わないけれども一時間くらいのうちに行けばよいでしょうか、などと言うのであった。彼女は無断で五回も休み、六回目には突然時間通りに来て、この前の続きをやるのであった。

彼女は顔色のわるい、やせて病弱な人で、髪の毛は真っ直ぐで櫛を入れてなかった。彼女の服装はなんとなく曖昧でおかしなものであった。彼女は非常に捉えどころがなくて、自分を隠しているようであった。私が考えたところでは、ちょっと彼女とつき合った程度の人には彼女の生を知っている人はいないだろう。彼女の家はロンドン郊外にあったが、大学へ通うようになってからは市内に下宿し、頻繁に下宿を変えた。両親は彼女がどこにいるのか全く知らなかった。彼女は暇なときに両親を訪ね、偶然その家族と知り合った人のようにその日を過ごすのであった。彼女は実際にはひとりっ子であった。彼女はほとんど爪先だって、敏速に音を立てずに歩いた。彼女の話し方は穏やかではっきりしていたが、しかし、ものうげで夢見ているようで、声が低く、ひどく活気がなかった。彼女は自分のことではなくて、政治や経済の話をしたがった。彼女は明らかに私には関心をもっていなかった。彼女を見ていると、彼女が私を、たまたま知り合って口をきくようになった無数の人のうちのひとりとしてしか見ていない、ということが判った。しかし、彼女は私を魅力的な人間だと言ったことがある。だが、私の性質を邪悪で汚らしいとも言った。彼女は私に対する欲求や期待を決して表に出さなかったし、彼女が私から何を感じ取っているのかは、どうしても判らなかった。彼女は自分が私に関係がないと感じたとき、なぜ遠くからわざわざ私に会いにくるのか、自分でも理解できないのであった。

この少女の症例は、一見したところ絶望的に思われるかもしれない。なぜなら、臨床精神医学的には、彼女は明らかに早発性痴呆、あるいは単一型統合失調症の様相を呈しているからである。

しかし彼女はある日、時間通りにやってきて、前とは様子もすっかり変わっていた。私のところに来るようになって以来、彼女は初めて少なくとも普通の服装で現れ、この種の人間に特徴的で何とも定義のしようのない、あの非常に奇妙な服装や態度はなくなっていた。彼女の動作や表情には確かに生が感じられた。彼女は最初に次のように話し出した。「他人との現実的な関係から自分を切り離してきたことに私は気がつきました。そして自分の今までの生き方が恐ろしくなりました。しかし今はそれが正しい生き方でないことが判ります」。彼女はこのように言ったのである。明らかに何か重大なことが起こったのだ。彼女によれば、そして私もそれを疑うべき理由はないのだが、この変化はある映画を見に行ったことから生じた。彼女は一週間続けて『道』という映画を見に行ったのであった。これはひとりの男とひとりの少女に関するイタリア映画である。男は町から町へと旅回りをする逞《たくま》しい男である。彼の芸は、胸をふくらませて、巻きつけられた鎖を引きちぎることである。彼は自分の助手として、ひとりの少女をその両親から手に入れる。彼は力が強く、残酷で、汚らしく、よこしまである。彼はその少女をごみのように扱う。彼は気のむくままに彼女を強姦し、殴りつけ、放り捨てる。彼には良心も自責の念もないようである。彼は彼女を人間として認めず、彼女が彼を喜ばそうとしたり、忠実に従ったりしても、感謝のかけらも示さない。彼女が彼のためにしてやれることなど、他の女ならもっとよくしてくれるのだということを、彼は彼女に思い知らせるのである。彼女は、自分の人生にどういう意味があるのかわからない。なぜなら、彼女の人生はこの男に委ねられており、しかも彼にとって彼女は何の価値も意味もないからである。自分の悲しみや孤独はそれほど辛くないけれども、彼女は自分に意味がないということに絶望している。彼女はサーカスの綱渡りと友達になる。彼女はその綱渡りに自分の無意味さを嘆き訴える。しかし、この綱渡り芸人が一緒に行こうと誘うとき、彼女は、そんなことをしたら、あの男は耐え忍んでくれる人間を失ってしまう、と言って、それを断るのである。その綱渡りは小石を拾い上げて、彼女は少なくとも小石程度の価値はあり、小石は少なくとも存在するのであるから、彼女が絶対に無価値であるとは考えられないと言う。さらに彼は、彼女があの男に追い払われないただひとりの人間だということを知っているので、彼女にも自分で気づかぬ何らかの価値があるに違いない、と指摘する。この映画の魅力の大部分は、この少女からきている。彼女は策略や詐欺には全く無縁な女である。彼女の感情の陰影はそのまま外に現れ、あらゆる動作を通して直接に現れる。その逞しい男が彼女の眼の前で綱渡りを殺し、罪を告白するどころか正義を騙《かた》ったとき、彼女は口をきかなくなり、ただ「馬鹿は病気だ、馬鹿は病気だ」とつぶやくだけであった。彼女は何もせず何も食べなくなる。彼女がもはやよくならないと見ると、その男は眠っている彼女をわびしい路傍に置き去りにするのであった。

この患者はその少女と自分を同一化し、同時に自分と彼女を比較してみた。あの意地悪く冷淡で残酷な男は、マリーの父親についての、あるいはある程度は、医者である私についての彼女の空想を具体的に表現するものであった。しかし最も強く彼女の心を打ったのは、あれほど絶望的で不幸せであったにもかかわらず、その少女が自分のひどい人生から自分を切り離さなかったということであった。その少女は決して自分を破壊するような者にはならなかった。彼女はその素朴さを歪めようともしなかった。その少女は特に宗教的というわけでもなかった。神と呼べるものを、マリー以上に信仰しているようでもなかった。しかし、彼女の信仰には名前はなかったとしても、彼女の生き方は、人生を否定するというよりは、とにかく肯定するものであった。マリーはこれらのことをすべて自分の生き方と比較して、恐ろしい気がした。なぜなら、自分は世界の新鮮さと寛大さに近づくことを否定してきたと感じたからである。この映画の少女ですら、道化師を見て笑い、綱渡りにひやひやさせられ、歌を楽しみ、小石程度の価値はもつことができたではないか。

「客観的な」臨床精神医学の観点からすれば、これはおそらく進行性統合失調症の身体面での悪化過程の停止である、と人は言うであろう。しかし実存的観点からすれば、彼女は自分を殺そうとすることを止めたのだ、と言うことができよう。彼女は、自分の生活が自己のアイデンティティを破壊し、何者でもなくなろうとする体系的な企てになってしまっているということを理解したのだ。彼女は、自分の行為が現実的な結果を起こさないように、つまり現実的な行為にならないように振舞おうと努力してきたのだ。普通われわれがするように、現実的な目的を達成し、自分の行動によって一層はっきりと特定の人間になるために自分の行為を利用するのではなく、彼女は、決して特定のことをせず、特定の時間に特定の人と特定の場所にいるように思わせないことによって、自分を無くしてしまおうとしたのだった。われわれ同様、彼女もつねに特定の時間に特定の場所にいたわけであるが、彼女は、いつも切り離され「実際とは別のところに」いることによって、この事実の意味を回避しようとしてきたのである。彼女は、あたかも自分の行為に「自分を注入」しないことができるかのように振舞った。自己をその行動から切り離そうとする努力は、彼女のすることすべてに浸透していた。すなわち、彼女がしているようにみえる仕事、彼女がもっているようにみえる友人関係、あらゆる身ぶりや表情などには、すべてこの努力が浸透していたのである。このような手段によって、彼女は何者でも無くなろうとしていたのである。したがって、彼女の立場はピーターの立場と非常に似たものであった。どちらの患者の場合も、自分が何者かであるのはただ偽装にすぎず、自分たちが進むことのできる誠実な道は、何者でも無くなることだけである、と考えるようになっていたのである。なぜなら、彼らには何者でも無くなることだけが、「本当の」自分と感じられるからである。その際にこの自己破壊の過程を観察する臨床医の眼に映るものが、単一型統合失調症の発病過程に他ならない。

ピーターやマリーの場合のように、今述べているような段階にある患者は、彼らが抱いたり行なったりした特定の思考や行為に関しては、あまり罪を経験しないものである。これらに関して罪の意識をもっている場合でも、それは、彼らの存在する権利そのものを攻撃するところの、はるかに総括的な無価値感、あるいは悪の意識に取って代わられる。彼は、あえて存在することに罪を感じ、存在しないこと、恐ろしくて存在できないこと、生物学的にではないにしても実存的に自分を殺そうとしていることなどに、二重に罪を感じている。彼の罪の意識は、人生への積極的関与を回避し、「自己」を孤立状態に置き、自己を一層閉じこもらせるように推進する要因である。ところが、もともと罪の意識によって促進されたこの術策に、さらに罪の意識が結びつけられるようになる。

たとえばジェイムズは、次のような夢を見た。

「二つの原子が同じ方向に並んで進んでいたが、それらが方向を内側へ逆戻りさせて、ほとんど相接して止まった」。彼はその原子のコースを手で示した。彼は突然恐怖にかられ、恐ろしい予感がしてこの夢から覚めたのであった。

彼の解釈によれば、二つの原子は彼自身なのであった。それらは「自然な方向」を進み続けずに、「彼ら自身の方向へ逆戻りした」。そうすることによって、「それらは事物の自然の秩序を乱した」。この夢についてのその他の連想から、ジェイムズが自己に対する「内側に逆戻りした」関係に、深い罪の意識を感じていることが明らかとなった。なぜなら、この関係は次のようなものだからである。

1　一種の手淫、すなわち彼の創造と生産の能力を浪費すること。

2　現実の異性間の関係から引きこもること、自分自身の二つの部分の間の関係を作り出すこと。この場合、一方が男であり一方が女である。

3　他の男たちとの関係から引きこもること。そして自己の内部に、もっぱら自分自身との同性愛関係を作り出すこと。

このことは、次のようなもうひとつの困難な問題に光を当ててくれる。すなわち、このような場合の自己の自己自身に対する関係は、罪の意識を伴うものなのだ。なぜなら、すでに指摘したように、「事物の自然な秩序においては」二人の人間の間にのみ成り立つことができ、自己のみでは不可能なたぐいの関係を、自己は求めているからである。

自己の分裂（ローズの「二人の私」やジェイムズの二つの原子が意味するもの）が、ある種の幻覚の基礎をなす。自己のうちの一方は、一般に「私」という感覚を保持するように思われる。もうひとつの「自己」は「彼女」と呼ばれたりする。しかし、この「彼女」もやはり「私」なのである。ローズは言う、「彼女は私であり、私はいつも彼女なのです」。またある統合失調症患者は私に次のように言った。「彼女は私を見ている私なのです」（慢性統合失調症の自己は数個の焦点に分かれるようである。そしてそれぞれに一定の私－感覚があり、他の部分をある程度私でないものとして経験するようである）。「他の」自己に属する「思考」は、ある程度知覚という性質を帯びがちである。なぜなら、他の自己の思考のことを考えている自己は、それを自分の想像の産物とも考えないし、自分に属するものとも考えないからである。すなわち、他の自己は幻覚の基礎なのである。幻覚とは、ばらばらになった「他の」自己の断片についての、私－感覚を保持している残りの部分（自己焦点）による、知覚の如きもの〔as-if perception〕なのである。明らかな精神病患者の場合には、このことはもっと明瞭になる。さらに自己対自己の関係は、内部で敵対する幻影の、激しい攻撃のための内部状況を生み出す。そして、それらの幻影は一種の幻影的具体性をもつものとして経験される（次章を見よ）。事実このような人に、自分は殺されたとか、「私」は「自己」を殺したとか言わせるのは、このような内部の幻影からの攻撃なのである。しかし「統合失調症語」〔schizophrenese〕で言っても、自分の喉を切ることはできても、内的幻影的「自己」を殺すことは、結局実際には不可能なのである。亡霊を殺すことはできないのだ。おそらく、そこで行なわれていることは、内的幻影的「自己」の位置と機能が、彼の存在を完全に支配していると思われる、元型的主体に「取って代わられる」ということであろう。したがって治療の目的は、彼のその根源的な「自己」と接触することになる。われわれはそれを、あるいは彼を、現実ではないにしても、ひとつの可能性として信じなければならないし、治療によって現実の生活へと戻すことができるということを、信じなければならない。しかし、この問題を取り上げ説明しうるためには、精神病の過程とその現象を、さらに研究しなければならない。われわれはこの課題をこれから取り上げるであろう。

第10章　統合失調症における自己および偽りの自己

あるアメリカ人の患者がその回復期に書いた、統合失調症に関する断片によって、われわれの話を裏づけようと思う。この症例は二人のアメリカ人の著者、ヘイワードとテイラーによる報告（1956）であり、患者は彼らのうちの一方の精神療法を受けていた。彼らは次のように述べている。

ジョーンは二十六歳の白人女性である。彼女の病気は一九四七年の初め、十七歳のときに初めて現れた。それからの二年間、彼女は四つの私立病院で精神療法を受けた。またそれと並行して、合計三十四回の電気ショックと六十回のインシュリン治療を受けた。昏睡症状は五十回も起こった。彼女は「全然とはいわないまでも、ほとんどよくなる様子はなかった」。そして全く絶望的と思われたので、結局、著者のうちのひとりM・L・ヘイワードのところへ回されてきたのであった。

著者が治療を始めたとき、ジョーンは冷たく内に引きこもっていて、猜疑的であった。幻聴および幻視が激しかった。彼女は病院のやり方への協力を拒絶し、しばしば昏迷状態になるので、彼女から何らかの反応を引き出すことは困難であった。治療の必要性をうるさく言うと、すねて反抗し、怒り、ひとりにしてくれと言い張るのであった。彼女はガラスのかけらで自分を切りつけたり、多量の鎮静剤を飲んだりして、三回自殺を試みた。ときに彼女はひどく好戦的になるので、興奮病棟に入れねばならなかった。

多くの理由から、私はこのジョーンのデータを参考にすることにした。この女性による精神病の話は、本書で示された見方を驚くほど確証しているように思われる。本書が最初に書かれたのは、このアメリカの症例が発表される前だったという事実によって、この確証は一層強化される。アメリカの著者たちは、自我、超自我、イドなどの古典的な精神分析用語で書いているが、これはそのデータの理解に不必要な制限を加えているように私は思う。しかし患者自身の話は、自分に対する全く独自の見方であり、著者たちによって命ぜられたり、示唆されたものではない。したがって、この症例の場合、私の患者のデータを示す場合に起こりうる、その患者は私自身の理論をオウムのように繰り返すだけだという誤謬は避けられる。

最後に、この患者は自己について、私の知るかぎり最も明解で鋭い説明を、「普通の」

言葉でしている。その説明は、彼女の異常な行動を彼女自身の観点から見るならば、その多くが理解可能になるということを示しているのだ。

まず、私が今まで述べてきた見解を簡単にまとめてみたい。

肉体からの自己の分離は、耐えがたいものであり、かつ、それに苦しんでいる人は、誰かがそれを元に戻してくれるのを絶望的に希求しているのであるが、その分離はまた基本的な防衛手段としても用いられる。事実これが本質的なディレンマを明示しているのだ。自己は肉体と結合し、肉化されることを願うのであるが、そうなれば免れえない攻撃や危険に晒されると考えて、肉体のうちに宿ることをつねに恐れてもいる。自己は、肉体の外にいるにもかかわらず、そこに期待していた利益を維持することができないことに気がつく。どのようなことが起こるかはすでに述べた。すなわち、

1　自己の位置取りは、原始的な口唇的なものであり、何かを「取り入れる」ことを恐れつつ、自己の生気を維持するというディレンマに陥っている。それは渇ききり、荒廃しきってしまう。

2　自己は、そこ〔there〕にあるあらゆるものに憎しみを抱くようになる。そこにあるものを破壊しながら破壊しない唯一の方法は、自己自身を破壊することであると感じられるだろう。

3　自己を殺すもくろみが、意図的に企てられるだろう。それは、ある意味では防衛的であり（「私は死んでしまえば殺されない」）、ある意味では、彼を苦しめる圧倒的な罪の感覚（生きる権利がないという感覚）を確認する試みでもある。
4　「内的」自己それ自身が分裂し、それ自身のアイデンティティと統合性を喪失する。
5　自己は、自分の現実性と外部の現実性への、直接的な接近の手段を失う。
6　(a)自己の安全な場所が牢獄となる。自己の天国のつもりだったものが地獄となる。(b)自己は独房の安全性すら失う。自分自身の領土が拷問部屋になる。内的自己はこの部屋で、分裂し独立した自分自身のパーツに、あるいはもはや制御できなくなった自分自身の幻影に悩まされる。

統合失調症患者の存在には、統合失調気質から引き継がれている基本的な亀裂があるということを忘れなければ、統合失調症患者の言葉や行動の不可解さはある程度了解可能なものになる。彼の存在は二つに分裂して、肉化されざる自己と肉体とになっている。そしてその肉体とは、自己によって見つめられ、ときには世界における他の物のように見なされる物である。肉体および多くの「精神的」過程が自己から切り離される。そして自己は非常に限定された範囲で活動（空想と観察）を続けるか、全く機能を停止する（死に、殺され、盗まれる）ようになるだろう。もちろんこの説明は非常に図式的なものであって、単純化し過ぎるきらいはある。

われわれは、この分裂が正気な経験を維持できなくなり、精神病の核になりうるという次第を、すでにいくつか概観してきた。

多くの統合失調症において、自己と肉体の分裂は依然として根本的なものである。しかし「中心」が保持できなくなると、自己の経験も肉体の経験もそのアイデンティティ、統合性、結合性、活力を維持できなくなり、最終的には「混沌たる非存在」[19]とでも表現したらいいような状態に陥る。最終局面でのこのような完全な崩壊は、仮説的な状態としか言いようがない。しかしわれわれは、このような仮説的な状態を仮定してもよいように思う。最も極端な場合には、それは生と両立しないだろう。完全に荒廃した慢性の緊張型破瓜病患者は、生物学的には生きていても、この過程が最も極端に進行した人間であろう。

統合失調症患者の理解にとって最大の障害のひとつは、彼の全くの不可解さである。すなわち、彼に関するわれわれのすべての知覚のうちにある奇妙さ、奇怪さ、曖昧さである。これには多くの理由がある。われわれとは全く構造の違う不安や経験の性質を、その患者なりにできるだけ明確に直截に話してくれようとしているときですら、その話の真意を追うことはどうしても困難である。さらに、話の形式的な要素自体も乱れており、これらの形式的な奇妙さは、少なくともある程度は、彼の経験の側での乱れが言語に反映したもののように思われる。すなわち、当然統一があるべきところに分裂があり、われわれなら区別しておくような諸要素が一緒になっている（混沌）のである。

しかしこれらの軽減しがたい困難は、少なくともその患者に初めて会うときには、彼あるいは彼女が煙幕として故意に用いる曖昧さと複雑さによって、さらに増大することは確かである。このことは、統合失調症患者がしばしば精神病を演技したり、そう装ったりするという、皮肉な状況を生み出す。事実すでに述べたように、偽装と曖昧という手は統合失調症患者がよく使う手である。どの症例においても、このようなことをする理由は、一度に多くの目的に役立つからである。最もはっきりした目的は、外部からの侵入（呑み込み、爆入）に対して、自己の秘密やプライバシーを守ることである。ある患者に言わせると、自己は普通の会話を交わしただけで、圧しつぶされ、ずたずたに切り裂かれるように感じるのである。統合失調症患者は自分の「本当の自己」を愛してもらいたいと心から願っているにもかかわらず、愛を恐れているのである。いかなる形にしろ彼を理解することは、彼の防衛機構全体を脅かすのである。彼の外面的行動は、内面の城に一見つながっているように見える地下道の、無数の入口に似た防衛機構である。しかし、それらの入口はどこにもつながっていない。統合失調症患者は、たわむれに通りがかった人の気まぐれな観察や考察に対しては、自分を見せようとはしない。自己は、知られていなければ安全なのだ。それは身を突き通すような批評から安全であり、愛に圧倒され呑み込まれることから安全であり、まして憎しみによる破壊からは安全である。統合失調症患者が自分を知られていない場合には、彼の肉体はもてあそばれたり、操られたり、撫でられたり、抱き締められたり、叩かれたり、注射や他人のものを注入されたりするが、それでも傍観者である「彼」は犯されることはないのだ。

それと同時に自己は理解されることを願っている。彼は確かに、自分の全存在を受け入れ、そうすることによって「彼を存在させてくれる」人を求めている。しかし、われわれは十分に警戒し、まわりの情勢を見ながら進むことが必要である。ビンスワンガーの言葉を借りれば、「あまり近づき過ぎないように、あまり急ぎ過ぎないようにせよ」。

ジョーンは次のように言っている。「私たち統合失調症患者は、多くの重要でないつまらぬことを言ったりしたりするけれども、そのとき私たちは、医者が十分な心遣いをしているかどうかを見るために、そのつまらぬことのなかに重要なことも混ぜているのです」。「多くの重要でないつまらぬこと」のなかに重要なことを混ぜるという、この技術のひとつのヴァリエーションを、ある統合失調症患者が説明してくれたことがある。彼は実例を挙げた。彼が初めてある精神病医に会ったとき、彼はその医者に強い軽蔑感を抱いた。彼は脳葉切除を命ぜられたときに、この軽蔑感を露わにすることを恐れた。しかし、彼にはそれをひどく表現したい気持ちもあった。面接が進行するにつれて、彼にはますますそれが虚偽で無意味なものに感じられた。なぜなら、彼はただ偽りの仮面をかぶっていただけなのに、その精神病医はこの偽装を大真面目に受けとっているようだったからである。彼にはその医者がますます馬鹿に思われてきた。医者は彼に「私の声が聞こえるか」と尋ねた。彼には医者の声が聞こえていたので、何と馬鹿げた質問だろうかと思った。そこで彼は、聞こえると答え、さらにそれは男の声だと答えた。次の質問は「その声はあなたに何といっているか」というものであったが、彼はそれに対して「あなたは馬鹿だ」と答えた。気が狂っている演技をすることによって、彼はその精神病医に対する考えを、無難に言う工夫をしたわけである。

統合失調症患者の話の多くは意味のない、人の注意を他へそらせるためのものであり、危険な人々を煙にまき、他人に退屈感と無益感を与えるための冗漫なおしゃべりなのである。統合失調症患者はよく自分で馬鹿なまねをしたり、医者を馬鹿にしたりする。彼は自分自身の考えや意図に責任をもたされる可能性を何としてでも避けるために、気が狂っているような演技をしているのである。

ジョーンは他の例も挙げている。

助けてやると言いながら実際には助ける気もなく、助けることもできないような医者を見抜くと、患者は笑ったり身構えたりします。身構えることは、少女の場合は魅惑的でもありますが、それはまた女としての自分からその医者の気持ちをそらせようとする努力でもあるのです。患者は医者の気持ちをそらせようとする。彼らは医者を喜ばせようともしますが、同時に彼を混乱させて、肝心なところには入れないようにするのです。本当に助けてくれようとしている人を見つけたのなら、彼の気をそらす必要はありません。普通に振舞えるはずです。医者が助けたいと思っているだけでなくて、実際にそうすることができるのかどうか、私にはそれが感じ取れるのです。

このことは、統合失調症患者は自分を理解してくれていると思われる人に会うときは、統合失調症でなくなる、という精神分析家ユングの言葉をはっきりと確証するものである。そのような場合には、「疾患」の「徴候」と思われていた怪奇なところは、ほとんど完全に霧消してしまうのだ。

あなたに会っていると、私は、言葉の通じない国で道に迷った旅人のような気がします。最も困ったことに、その旅人自身どこへ行こうとしているのか判らないのです。彼は完全に道に迷い、絶望的でひとりきりだと感じている。それから彼は突然、英語を話す見知らぬ人に出会う。たとえその人が道を知らなくても、誰かと問題を共有し、その人に自分の困惑した気持ちを理解してもらえることは、とても嬉しいことに感じられる。ひとりきりでなければ、もう絶望的に感じることはない。とにかくそうなれば元気がわき、もう一度やってみようという気持ちになるのです。
　気が狂うということは、いくら助けを求めて叫んでも、何の返事も聞こえてこない悪夢のようなものです。すなわち、叫ぶことはできても、それを聞き理解してくれる人がいないのです。誰かがその叫びを聞きつけて起こしてくれなければ、その悪夢から覚めることはできないのです。

ばらばらになったものをひとつに統合して、その患者をひとつにまとめ上げる主要な力は、医者の愛、患者の全存在を認め無条件に受け入れる愛である。

しかしこれは単なる発端であって、医者との関係はこれで終わるわけではない。わざとらしい外面的な「徴候」はそれほど目立たなくなるとしても、その患者の存在に依然として分裂があるという点では、彼あるいは彼女は精神病であることに変わりはない。

彼らの自己は現実との接触を喪失し、自分を現実の生きたものとして感じることができない、ということをわれわれは指摘した。

統合失調症患者が、見られているということ、したがって少なくともそこにいるということを意識することによって、現実的であるという確信を呼び起こす様子について、ジョーンはいくつかの例を挙げている。統合失調症は、内的なものによってこの確信を維持することができないのである。

医者が自分を見ることができるのだということが確信できないとき、患者は反抗し大声をあげ喧嘩ごしになる。医者には本当の自分を見ることができず、自分の気持ちを理解することができず、ただ彼自身の考えで突き進んでいるだけなのだと悟ることは、非常に恐ろしい気持ちになることです。私の姿は人に見えず、全く存在していないのかもしれない、と私には思われてくるのでした。医者が彼自身の考えにではなく、私に反応するかどうかを見るために、私は大きなうなり声をあげねばならなかったのです。

彼女はその説明のなかで、繰り返し彼女の本当の自己を、他人の言うままになる偽りの自己に対比させている。彼女の「本当の自己」と彼女の肉体との間の亀裂は、次の一節に生き生きと表現されている。

もしあなたが本当に私に暴行していたら、すべてが台無しになっていたでしょう。あなたは私の動物的な肉体を楽しむことにしか興味がなく、私の人間としての部分には何の関心もないのだと私は考えたでしょう。また、私は実際には一人前の女ではなく、そうなるためには多くの助けを必要としているのに、あなたは私を一人前の女のように利用しているのだと思ったでしょう。それはまた、あなたには私の肉体しか見えず、まだ少女である本当の私を見ることができないということを意味したでしょう。あなたが私の体にすることを、本当の私は天井の上から見ることになったでしょう。あなたは本当の私を死なせて満足しているように思われたでしょう。少女を喜ばせるときには、肉体と自己と両方とも求められているのだと彼女に感じさせるものです。それによって彼女は一緒になれるのです。彼女に暴行すれば、彼女は自分の肉体を、分離した死んだ物と感じることができるのです。人々は死んだ肉体に暴行することはできても、喜ばせることは決してできないのです。

彼女の「本当の自己」が、真の統合的な状態へ進む出発点でなければならなかった。しかしこの「本当の自己」は、次に引用するような二つの理由によって、すでに近寄りがたいものとなっていた。第一の原因は、その自己を脅かす諸々の危険である。すなわち、

面接をしている間だけ、私は安心して自分になり、自分の本心を表し、あなたがビックリして向こうへ転がっていってしまうことなどを心配せずに、ありのままの気持ちを示せるように感じました。私にとってあなたは、いくら押しても転がっていってしまわない、大きな石であることが必要だったのです。あなたといるときは、私は安心して不平をぶつけることができた。しかし他の人に対しては、彼らを喜ばせるために自分を変

えようと努力していたのです。

第二の原因は、自己がすっかり憎しみと破壊的な力とに満たされているので、そこへ入ってくるものは生きることができない、と感じられていたことである、すなわち、

まず第一に、憎しみが生まれなければならない。患者は、傷口を開いたことに関して医者を憎み、自分に触れさせたことに関して自分自身を憎む。患者はそれによって一層傷が深くなると信じているのです。彼は本当に死ぬことを望み、何物にも触れられず、何物にも引き出されないようなところへ隠れることを望むのです。

医者は、患者が憎しみを抱くようになるまで追求しなければならない。憎しみを抱く場合には、愛する場合ほど傷つけられず、ただ冷たく死んだ状態から再び生き生きとすることができる。他人が再び意味をもってくる。

医者は、患者が憎しみを抱くようになるまで追求しなければなりません。これが唯一の出発方法です。しかし、その憎しみに関して患者に罪の意識を感じさせてはなりません。赤ん坊の気持ちとは無関係に、親は赤ん坊の部屋に入る権利があるということを承知しているのと同様に、医者は、自分には病気の中に踏み込む権利があるのだということを確信しなければならないのです。医者は自分が正当なことをしているのだということ

とを知っていなければなりません。
患者は自分の問題に非常に気をつかっている。なぜなら、それは彼を破壊したものだからです。したがって、彼は医者をその問題に巻き込んだことに罪を感じています。患者は、医者もまた押しつぶされてしまうだろうと思っているのです。医者がそこに入り込むのに許可を求めるのは正しくありません。医者は無理やり入っていかねばならない。そうすれば患者は罪の意識を感じなくてすむのです。つまり彼は、自分としては全力で医者を守ってやろうとしたのだ、と感じることができるのです。医者は、「君がどう思おうと私は入っていく」と自分から言わなければなりません。

さらに、ジョーンは言っている、

統合失調症患者の問題は、彼らが誰も信頼することができないということです。彼らはひとつの事業に全財産を投資することができない。多くの場合、患者がいくら拒否しても医者は強引に入っていかなければならないでしょう。打ちひしがれ殺されるということは、素晴らしいことなのです。なぜなら、本当に関心をもち怒らなければ、人は決してそんなことはしないからです。人が相手を殺すのは、相手に生き返ってほしいからであって、死んだままでいてほしくないからです。

愛は最初は不可能です。なぜなら愛は人を絶望的な赤ん坊にしてしまうから。私に必要なものを医者が理解し、与えてくれるだろうということを、絶対的に確信するようになるまでは、患者は安心して愛することはできません。

このように、何かあるいは誰かを取り入れることを恐れる気持ちは、悪いものばかりでなく良いものにも及ぶのである。なぜなら悪いものは自己を破壊するだろう、そして自己は良いものを破壊するであろうから。

したがって、自己は空虚であると同時に飢えているのである。食べることを願いながら、その食物を破壊し、あるいはそれによって破壊されるというのが、自己の置かれた位置なのだ。

口唇にヘドをつけて生きている人がいます。彼らはひどく空腹そうですが、それでも彼らは食物を拒否します。

愛情をもって快く乳房が差し出されているのを眼にしながら、それに近づけば、母親を憎んだようにそれを憎むようになるだろうということが判っているのは、とても悲惨なことです。それはひどい罪の意識を感じさせます。なぜなら、まず憎しみを感じることができなければ愛することができないからです。医者は、彼の憎しみを感じることができるがそれを理解することができ、それによって傷つくことはない、ということを示さなければなりません。自分の病気によって医者が傷つくということは、とても恐ろしいことなのです。

とても乳を欲しがっていながら、同時にそれを憎むことによって、罪の意識に引き裂かれるのはまさに地獄のような状態です。つまり、統合失調症患者は一度に三つのことをしなければならないのです。彼は乳房に近づこうとしていますが、また死のうともしているのです。そして彼の第三の部分は死ぬまいとしているのです。

この最後の文章に含まれている問題については、のちに論ずるであろう。さしあたってここでは、自己そして（あるいは）対象が破壊されることを恐れて、何物も内部に入れさせまいとする自己のこういった努力について、さらに論ずる必要がある。

すでに述べたように、自己はあらゆるものの外部に身を置こうとする。あらゆるものはそこ〔there〕にあって、ここ〔here〕には何もないのである。

これは最終的には、その患者の存在がすべて「私でない」ものと感じられるような状態にまで至る。彼は自分の存在を外部の現実の単なる鏡に過ぎないとして、すべて拒否するのである。自分の存在についてのこの全面的な拒否は、「彼」つまり彼の「真の」自己を、単なる消失点にしてしまう。「彼」は現実的、実体的であることができない。彼は現実のアイデンティティあるいは人格をもつことができない。したがって、彼の存在は定義によって、すべて彼の偽自己－体系の視野のもとに入るようになる。これは行動や言葉をこえて、思考や観念、さらに記憶や空想にまで及ぶかもしれない。この偽自己－体系が妄想的不安の発生基盤なのである。なぜなら、外的現実界の単なる鏡（物体、物、機械的なもの、ロボット、死んだ物）として、自己によって拒否されている偽自己－体系はますます拡張し、その人をとりこにしている外部の疎遠な存在あるいは人格とみなされるようになるからである。「自己」はその偽自己－体系に関与することを拒否し、偽自己－体系は敵に占領された領土となる。そしてまた偽自己－体系は、外部の敵対的破壊的な者によって支配監督されているものと感じられるようになる。自己はといえば、真空中に存在しているに過ぎない。しかしこの真空は殻をかぶるようになる。もっとも、初めのうちはそれも時折であり、比較的温和で自分を保護するためのものであった。

私はまるで瓶《びん》の中にいるように感じた。すべてのものは外側にあって、私に触れることはできないのだと感じることができた。

しかしこの状態は悪夢へと変わる。すなわち瓶の壁はあらゆるものから自己を締め出す牢獄になり、一方それと対照的に、自己はその牢獄の内部で、かつてなかったほどの迫害

を受けるのである。それゆえ、自己が本来避けようとしてきた恐ろしい状態に、逆戻りする結果となるのだ。つまり、

この深い洞窟には、
優しさも、穏やかさも、暖かさもない。
私の手は洞窟のごつごつした岩肌をまさぐり、
その亀裂には、ただ暗黒の深淵があるのみ。
ときには大気すらなくなる。
そして私は新しい大気を乞い求める、
この洞窟内の大気を確かに呼吸しているのに。
何の出口もなく、
私は閉じ込められている。
しかしひとりきりではない。
大勢の人間が私の方に押し寄せてくる。
二つの岩の小さな隙間から、
一条の光が洞窟に差し込んでいる。
ここは暗い。

じめじめしていて、空気はとてもよどんでいる。
ここにいる人間たちは大きい、巨大だ。
彼らが話をすると、声が反響して響きわたる。
そして彼らの動きにつれてその影が、
岩肌の上に揺れ動く。
私がどのような姿をしているのか、
彼らがどのような姿をしているのか、
私には判らない。
彼らは私を踏みつけることがある、
不注意な誤ちからだ、
私はそう思う。そう思いたい。
彼らは重い連中だ。
ここはますます窮屈になる。
私は恐ろしくなる。
ここから出ていけばもっとひどいことになるだろう。
外にはこういう連中がもっと大勢いるだろう。
彼らは私を完全に押しつぶすだろう、

なぜなら、彼らは洞窟の中の連中より、
さらに重いと私は思う。
まもなく、この洞窟の連中は、
何度も私を踏みつけるだろう
（うっかりしてだと私は思う）、
そこで私は残り少なくなり、
その岩肌の一部となるだろう。
さらに、すでにこの中で谺《こだま》となり影となっている連中とともに、
私は谺となり、影となるだろう。
私はもはや強くない。
私は恐ろしい。
洞窟の外には、私のものは何もない。
人々はさらに大きくて、
私を洞窟の中へ押し返すだろう。
外の人々は私を望んでいない。
内の人々は私を望んでいない。
それでもかまわない。

岩肌はとても荒く堅い。
まもなく、私はその一部になるだろう、
同じように堅く動かないものに。とても堅く。

＊

洞窟内の他の連中に踏みつけられて、私は痛い思いをするが、
しかし彼らは私を踏みつけるつもりはない、ただ不注意な誤ちなのだ、
私はそう思う、そう思いたい。
自分がどのような姿をしているか、
それを見るのは興味あることだろう。
しかし、この洞窟に差し込んでくる光の中に、私は決して入ることができない。
なぜなら人々が行く手をさえぎっているから。
それは不注意からだと私は思う、思いたい。
しかし自分がどのような姿をしているか、
それを見るのは恐ろしいことだろう。
なぜなら、もしそうなれば、
私は自分がこの洞窟内にいる連中と似ていることに気づくだろうから。

私は違う。
そう思いたい。

＊

この洞窟から取り去れ！
私の手足を傷つける、その残忍な刃を、
すべてこの洞窟から取り去れ！
光を入れよ。
それを清めよ！
谺と影を追い出せ！
連中のつぶやきをかき消せ！
洞窟をふき飛ばせ！　ダイナマイトで！

＊

否、私はやらない――まだ。
待て、私がここに立つまで。
さあ私は歩いている。

ほら、私はお前を踏みつけた、
そしてお前もお前もお前も!!
私のかかとがわかるか?
踏みつけられて苦しいか?
そら! 私はお前を踏みつけているのだ!
お前は泣いているのか?
それでいい。

瓶は洞窟になった。そしてそこには、彼女の手足を傷つける残忍な刃がついており、彼女を迫害する豹や影が住んでいる。そして今度は彼女がそれらを迫害するのである。しかし、その洞窟が恐ろしいにもかかわらず、彼女は依然としてその洞窟を捨てるのを恐れているのだ。なぜなら、この洞窟の中でのみ、彼女はある程度のアイデンティティ感を保持できると感じるからである。

ほら! 洞窟がない。
なくなってしまった。
しかし私はどこへ行ったのか?

私の姿が見あたらない。
私はどこにいるのだ！
見あたらない。
私に判るのはただ、
私は寒いということ、
洞窟にいたときより、さらに寒いということだけ。
とても、とても寒い。
そして人々は――彼らは私を踏みつけて歩いた、まるで私がいないかのように――
それは不注意からだったと私は思う、思いたい。
そうだ、私は洞窟の中がいい。
そこでは、私は自分がどこにいるのかが判る。
暗闇の中を、私は手探りすることができる、
岩肌をまさぐることができる。
そして人々は私がいることを知っている、
ただ不注意で私を踏みつける――
私はそう思う、そう思いたい。
しかし、外では――

私はどこにいるのか?

結局、精神医学者H・S・サリヴァンの適切かつ恐ろしい言葉を使えば、最も「荒廃した破瓜病」の場合ですら、「自己」が全く失われ破壊されていると言うのは、決して正しくないだろう。そこにはまだ、「私」を見つけることのできない「私」というものがある。「私」というものはまだ存在している。ただ、それは実体をもたず、肉化されず、現実性を欠き、アイデンティティがなく、共にあるべき「私」を見失っているのである。「私」というものがアイデンティティを欠いていると言うのは、言葉の矛盾のように思われるかもしれないが、しかしこれが事実のように思われる。統合失調症患者は自分が誰なのか何者なのかが判らない。あるいは彼は自分以外の誰かあるいは何かになってしまっている。いずれにしても、自己の最後の残りかすがなければ、いかなる「私」の治療も不可能であろう。しかしこのことだけでは、話をすることができ、少なくとも統一した動きをすることができる患者に、最後の一片すら残っていないと考える理由にはならないように思われる。

ジョーンの場合には、彼女が維持したいと最も強く願っているのは、そのアイデンティティであるということもわかる。しかし彼女は、肉化された人間としての彼女自身になることができない、なるべきではない、あるいはなる勇気がない、と感じていた。彼女の罪悪感を引き起こす特徴的な問題、彼女の分裂、彼女の偽自己−体系の性質、自己の存在を他の存在と区別する能力の未確立、これらは相互に密接な関連があるのだ。

だれでも記憶をふり返ることができるべきです。そして自分を、自分のすべてを、糞尿すら愛してくれる母親がいたのだと確信できることが望ましい。彼は、自分がこれこれのことをしたからではなく、ただありのままの自分を母親が愛してくれたのだと信ずるのが望ましい。そうでないと、彼は自分には存在する権利がないと感じてしまう。彼は自分は生まれるべきでなかったと感じるでしょう。

母親の愛を信じていれば、人生でどんな目に会おうと、どんなに傷つけられようと、彼はいつもこの記憶をふり返り、自分は人に好かれる人間なのだと感じることができる。彼は自分を愛することができ、破滅することはない。もし彼がこの記憶に頼ることができなければ、彼は破滅させられる可能性がある。

人が破滅させられうるのは、すでに粉々になっている場合に限るのです。赤ん坊のときの私の自己が、決して愛されなかったかぎりにおいて、私は粉々になっていたのです。赤ん坊の私を愛することによって、あなたは私を完全な姿に戻したのです。

さらに、彼女は言う、

私が自分を叩いてくれとあなたに頼み続けたのは、あなたには私のお尻を愛することはできないが、それを叩く以上、少なくとも何らかの仕方で、それを受け入れているのだろうと私が信じたからなのです。そこで私はそれを受け入れ、自分の一部とすることができた。それを切り落とそうと努力しなくてもよかったのでした。

狂気でいることは、ある程度望ましい特性を彼女に与えてくれるのであった。

私にとって、統合失調症でなくなることは非常に難しかった。私は自分がスミス（彼女の苗字）という人間になりたがっていないことを知っていた。なぜなら、そうなれば私はスミス老教授の孫娘に過ぎないからです。私はあなたの子供であるかのように感じる自信がなかった。そして自分自身をも確信できなかった。私が確信していたことは、「緊張症で妄想症で統合失調症」だということだけだった。私のカルテにそう書かれていたのを見たのです。それは少なくとも実質があり、私にアイデンティティと人格を与えてくれた。（そういう状態からあなたが変わった原因は？）あなたが私に、あなたの子供であるように感じさせてくれ、優しく私のことを思ってくれるだろうと確信したときです。あなたが本当の私を愛することができれば、私にもそれができるのです。私はありのままの自分でいることができたし、称号を必要としませんでした。

私は最近あの病院を見に行ってみました。しばらくの間、私は過去の感情のなかに没入することができた。あそこにいるときには、私はひとりきりにしてもらえた。外では、世界が進行していても、私は自己の内側に全世界をもつことができた。誰もそれをかき乱すことはできなかった。しばらくの間、私はひどくそこへ戻りたい欲求に駆られた。そこは非常に安全で静かだった。しかしすぐに私は、自分は現実界において愛と喜びをもつことができることに気づき、その病院を憎み始めた。私はその四面の壁やあの幽閉感を憎んだ。決して空想によっては本当には満足させられなかったことを思い出し、腹が立ちました。

彼女には、自分自身になり、自律的になるという権利を、自力で支えることができなかったのだ。

彼女は本当の自律性を保持することができなかった。なぜなら、両親に対する彼女のあり方は、すべて従順なものでしかありえなかったからである。

医者たちは私を「良い子」にして、私の両親と私との間を取り繕おうとしてばかりいました。彼らは私を両親とうまくいかせようとしました。しかし、それは望みのないことでした。彼らは、私が新しい両親との新しい生活を求めていることを理解できなかった。私のことを本気で考え、私がいかに病んでいるか、いかに大きな生活の変化を必要としていたかを、理解している医者はひとりもいなかったように思います。家族のところへ戻れば私は吸い戻され、自己を失うだろうということに、誰も気づいていないようでした。それは遠くから撮った大家族の写真のようなものです。つまり、そこに人がいることはわかるが、誰が誰やらはっきりとはわからないわけです。私はその一群のなかに完全に見失われていたでしょう。

しかし、彼女が自己を解放する唯一の方法は、幻影の「世界」への空虚な超越によるものであった。彼女が「彼女自身になり」始めたときですら、最初は医者の現実性を完全に鏡像化することによってしか、それをなしえなかったのである。しかし彼女にそれが可能であったのは、医者の現実性（彼の彼女に対する欲求）は依然として他人のものではあったが、彼女にとって疎遠なものでなかったからである。つまりそれが、自分自身になりたいという彼女自身の本当の欲求と一致していたからである。

私はあなたがたがそう望んでいたから存在していただけです。私はあなたがが見たいと思うような人間にしかなれなかった。私はあなたの私に対する反応によってしか、自分を現実的なものと感じることができなかった。たとえ私があなたを引っ掻いても、あなたが何も感じなければ、私は本当に死んでいたことになるでしょう。
あなたが私の中に善良さを見いだした場合にのみ、私は善良であることができた。あなたの眼を通して自己を見つめる場合にのみ、私は善良なところを見ることができた。それ以外のときには、自分は皆に憎まれている飢えた厄介な餓鬼にしか見えなかった。そして私はそういう自分を憎みました。飢えのあまりに、私は自分の胃袋をえぐり出したかった。

この時点では、彼女には本当の自律性は全くない。ここにおいてわれわれは、統合失調症患者の罪の意識が、自分自身になることを妨げていることを、非常にはっきりと見ることができる。自律性と独立性を獲得するという単純な行為が、彼にとっては、本来自分のものでないものを我が物と僭称する行為、すなわちギリシア神話のプロメテウスの傲慢という行為なのである。プロメテウスのうけた罰は、たしか鎖で岩に縛られたまま鷲に内臓を食われるというものだった（「飢えのあまりに、私は自分の胃袋をえぐり出したかった」）。別の神話では、プロメテウスは、たしか縛りつけられている岩に融合合体して、独立したアイデンティティを部分的に喪失するのであった。その神話全体を調和的に解釈することにこだわらなければ、岩と鷲とを母親の二つの側面と見ることができるだろう。つまり母親（岩、「絶望の岩のふところ」）に鎖で縛りつけられ、母親（鷲）に食われているのである。むさぼり食う鷲と、復元しては再び食われる内臓とは、正常な養育サイクルの悪夢的転倒である。

統合失調症患者にとっては、誰かを愛する〔like〕ことはその人のように〔like〕なることに等しく、その人のようになることはその人と同じものになることに等しい、したがってアイデンティティは失われる。それゆえ憎んだり憎まれたりすることは、愛したり愛されたりすることに比べれば、アイデンティティの喪失という脅威をあまり感じさせないだろう。

われわれは、統合失調気質の人格における基本的な分裂は、自己を肉体から切り離している亀裂であると仮定した。

すなわち、

自己／（肉体＝世界）

このような分離は、私－感覚〔I-sense〕が肉体から切り離されて、肉体が偽自己－体系の中心になるという形で、その人自身の存在を二つに切り裂くものである。

あらゆる経験は、彼の存在の内部では、その亀裂に沿って自己／肉体に分けられる。

このような基本的な分裂がある場合、あるいはさらに進んで自己／肉体／世界という縦断的な分裂がある場合、肉体の占める位置は特に曖昧である。

経験の二つの基本的区分は、

ここ　　そこ

と考えることができ、さらに普通の言い方で分ければ、

内部　　外部
（私）　（私でないもの）

となる。

統合失調気質の亀裂は、「私」という感覚を非肉体化することによって、正常な自己感覚を崩壊させる。ここ とそこ、内部と外部との境界の混同・消失・混乱の種はこうして播かれる。なぜなら、肉体は私でないものに対する私として、しっかりと感じられないからである。

独立した完全な人格の間での関係性と独立性にまつわる問題が、正常に処理されうるの

は、肉体が他人と区別されうる場合に限られるのである。その場合には、自己は防衛的な超越のうちに閉じこもっている必要はない。ある人そのものになりきらなくても、その人のようになることができる。自分の存在と他人の存在を混同、融合しなくても、感情を共有することができる。ここの私とそこの私でないものとの、明確な区別が確立されることによってのみ、このような共有は可能となる。この段階で統合失調症にとって特に重要なことは、内部と外部との境界に存在する微妙な点を識別し、真の自己を表現したり暴露したりしているものを分析することである。そうすることによって、自己は真に肉化された自己となるのである。

　初めて私が泣いたとき、あなたはひどい間違いを犯しました。あなたはハンカチで私の涙をふきとった。私は涙が頬をつたう感じを味わいたかったのに、それがあなたには全くわかっていなかった。少なくとも私は、それがどこか外側で起きているという感情を抱いていたのです。せめてあなたが私の涙をなめてくれたら、私は完全に満足したでしょう。そうすれば、あなたは私の気持ちを共有することになったでしょう。

ジョーンはしばしば、死んだようになることや死にたくなる気持ちのことを話す。彼女が言うには、患者は「死んだようになり、何ものにも触れられず、何ものにも引き戻されないような場所に隠れることを、心から望んでいるのです」。

われわれは死あるいは非存在への欲求を、おそらく最も危険なものとして論じてきた。統合失調症においては、二つの主要な動機がひとつの力となって、生きながらの死の状態を促進する方向に作用する。まず第一に、生きる権利がなく、したがってせいぜい死んだように生きる資格しかないという、基本的な罪の意識がある。第二に、それは最も極端な防衛的な姿勢である。この場合、彼は現実性や生気（他人の内に生ずるか、「内的」感情や情緒の内に生ずるかにかかわらず）によって押しつぶされ、呑み込まれ、圧倒されることをもはや恐れない。なぜなら彼はすでに死んでいるのであるから。すでに死んでいる以上、彼は死ぬことはできないし、殺すこともできない。統合失調症患者の空想的な全能感につきまとう不安は、空想的な無能の状態に生きることによって、その根を断ち切られるのである。

ジョーンは両親の望む通りにしかなれなかったし、しかも両親は彼女が男の子であることを望んでいたのであるから、彼女としては――無にしかなれなかったのである。

私は、自分の気持ちを抑え、あなたが私にどうなってほしいと思っているのかを知る必要があった。それに応えれば、きっとあなたは私を求めただろう。両親について言うと、私は男の子になることはできなかった。そして彼らは、それ以外には私に対する望みを決して明らかにしなかった。そこで私は緊張症になることによって死のうとしたのです。

彼女は次の文章のなかで、すべてを非常に簡潔に述べている。

緊張症になったとき、私は死んだように陰気で、動きのない人間になろうとしたのです。私はそれが母親の気にいると思っていました。彼女は私を人形のように持ち運ぶことができたのです。

私は瓶の中にいるような気がしました。私は、あらゆるものが自分の外部にあって、私に触れることはできない、と感じることができたのです。

私は死を避けるために、死ななければならなかった。これは馬鹿げたことに思われるでしょう。しかし、あるときひとりの少年にひどく心を傷つけられ、私は地下鉄に飛び込んでしまいたかったのですが、そうはせずに私は軽い緊張症のようになり、そうすることによって何も感じなくなったのでした。（私が思うには、あなたは情緒的に死なねばならなかった。さもないとあなたの感情があなたを殺してしまったでしょう。）その通りです。私は人を殺すくらいなら、自分を殺したいのだと思います。

この症例には、もちろん他の見方もあるし、別の側面もある。私は意識的に、「真の」自己および「偽りの」自己についての、ジョーンの経験の本質に焦点を合わせてきた。私が示したかったのは、このような見方をしても、患者自身による証言を歪めることにはならないだろうし、この見方に「適合」しない面を否定する必要もない、ということである。ジョーンの場合、われわれの側での再構成は最小限でよい。なぜなら、彼女の精神病の現象学について、彼女自身が全く簡潔な言葉で、はっきりと語ってくれているからである。しかし、活発な病状を呈している患者を扱う場合には、説明それ自体が統合失調症語による表現になっては困るので、患者の言葉をわれわれの言葉に翻訳するという危険を冒さねばならない。これが次の症例でわれわれが扱う問題である。

# 第11章　廃園の亡霊・慢性統合失調症の研究

……なぜなら、真理はあらゆる同情を越えている
マキシム・ゴーリキー

私がジュリーに会ったとき、彼女はすでに十七歳のときから九年間精神病院に入院している患者であった。その間に彼女は典型的な「近寄りがたくて引きこもっている」慢性統合失調症患者になっていた。彼女は幻覚にとらわれ、身構えるような様子をし、型にはまった奇怪で不可解な動作をしがちであった。彼女はほとんど口をきかなかったが、たまに口にする言葉も「荒廃した」「統合失調症語」であった。入院と同時に彼女は破瓜病と診断され、一連のインシュリン療法を受けたのであるが、一向に快方に向かわず、彼女を正気に戻すための試みは、他にこれといってなされていなかった。放っておかれたら、彼女はすぐに身体的に「荒廃」してしまったに違いない。しかし看護団の努力に加えて、彼女の母親（X夫人）のほとんど毎日の看護によって、彼女の外見は維持されていた。

彼女がいろいろと奇妙で不安なことを言ったりするので、十七歳のときに母親が精神科

医のところへ連れて行ったのであった。彼女との面談によって、非言語的な行動には特に変わったところはないが、彼女の話の内容は統合失調症と診断するに十分である、とその医者は記録している。臨床精神医学の用語でいうと、彼女には人格喪失、現実喪失、自閉症、虚無妄想、被害妄想、全能妄想があり、また関係妄想、世界終末幻想、幻聴、情緒鈍化などが見られた。

自分が現実の人間でないということが問題なのだ、と彼女は言った。彼女はひとりの人間になろうとしていた。彼女の生には何も楽しいことがなく、彼女は幸せを見つけようとしていた。彼女には自分が非現実的なものに感じられたのだ。そして自分と他人との間に、目に見えない障壁があるようだった。彼女は空虚で価値のないものであった。彼女は自分が非常に破壊的なものではないかと心配し、何も傷つけないように、手を触れないのが一番よいと考え始めていた。母親については、彼女は言いたいことがたくさんあった。母親が彼女を押し殺し、生きさせてくれず、彼女を求めることは決してなかった、というのである。しかし、彼女の母親はもっと友達を作るようにとか、ダンスに行くようにとか、きれいな服を着るようにとか勧めていたのであるから、ジュリーの非難は一見したところでは明らかに馬鹿げたもののように思われた。

しかし彼女の最も精神病的な言葉は、「ひとりの子供が殺された」というものであった。細かい点については、彼女はかなり曖昧であったが、彼女の兄の声がそう言っているのを聞いたと言うのだ（彼女には兄はいなかった）。しかし、彼女はその声が自分の声ではなかったかと訝《いぶか》っていた。その子供は、殺されたときに彼女の服を着ていた。その子供は彼女自身だったのかもしれない。彼女は自殺したのか、母親に殺されたのか、彼女にははっきり判らなかった。彼女はそれを警察に知らせようと言ったのだった。

このように、ジュリーが十七歳のときに言っていたことの多くは、すでにこれまで見てきた、なじみのものである。自分は人間ではなく非現実的なものだという彼女の言葉のなかに、われわれは実存的な真理を見ることができる。また、自分は人間になろうとしているのだと言うとき彼女が何を意図していたのか、そして、いかにして彼女は自分を空虚であると同時に非常に破壊力のあるものと感じるようになったのか、われわれはそれを理解することができる。しかし、この点を一歩こえると、彼女の話は「比喩的」になる。母親に対する彼女の非難は、彼女が人間になりそこねたことと関係があるに違いないとわれわれは想像するのだが、それは一見、こじつけのようにも思われる（以下を見よ）。しかし、われわれが常識の限界を越える必要があるのは、彼女が「ひとりの子供が殺された」と言うときであり、彼女は誰とも共有できない世界にひとり取り残されるのである。

さて私は、十七歳のころに始まったと思われる彼女の精神病の本質を吟味したいと思う。それにはまず、それまでの彼女の来歴を考察するのが一番よいだろう。

## 統合失調症の臨床的伝記

統合失調症患者の発病前の生活について適切な話を入手することは、決して容易でない。あるひとりの統合失調症患者の人生に関する調査だけでも、非常に骨の折れる独創的な研究となる。一連の面談によって得られるその人の「ありふれた」来歴は、いわゆる動的に考えられた来歴ですら、実存分析に必要な決定的な情報を、ほとんど提供してくれないと言っても過言ではない。このジュリーの場合、私は母親（X夫人）には数か月間にわたって毎週一度は会い、また（それぞれ何回か）父親、彼女のただひとりの三つ上の姉、伯母（父方の）と面談した。しかし、どの情報も偏見が混じっていないという保証はない。たとえば精神分析家サーレスが、統合失調症患者と母親との間には絶対的な感情があり、奇妙にも大部分の人が「見過ごし」てきた発見があることを強調している（1958）のは、全くその通りだと思う。私は自分のこの研究が、自分で気づかぬ偏見を含んでいないなどという幻想はもっていない。

この患者が育ってきた人間世界は、事実上、父親、母親、姉および伯母であった。すべての臨床精神医学的伝記の核になるのは、患者自身の対人関係の小宇宙における生活である。それゆえこのような臨床的伝記は、自意識に限定されている。患者の家族をその不可欠の部分とする、より大きな社会の社会経済的要因は、われわれの主題に直接は関係がない。といっても、このような要因が家族の性質、それゆえ患者の性質に重大な影響を及ぼさないということではない。しかし、ちょうど細胞学者が細胞現象を記述するときには、たとえマクロ解剖学の知識をもっていても、細胞学者としてはその知識を括弧《かっこ》に入れるように、われわれも、より大きな社会学的問題は、いかにしてこの少女が精神病になったかを理解するのには直接的な関係がないものとして、括弧に入れて考えるのである。したがって、私がここで提示しようとしている臨床的伝記は、チューリッヒからきた労働者階級の少女のものとしてもよいし、リンカーンからきた中産階級の少女のものとしてもよいし、テキサスからきた億万長者の娘のものとしてもよい。このようなさまざまな社会の人々の対人関係においても、そこに生じうる人間的な事柄は非常に似たものなのだ。しかし、私は現代の二十世紀西欧世界で生ずる何かを論じているのであって、おそらく、全く同じ状況の他のどこかの話ではない。このような事態を生じさせているこの西欧世界の本質的特徴が何なのかは私にはわからない。しかしわれわれは臨床医として、われわれの課題の地平を越えているものが、われわれの臨床的解釈の小宇宙の枠内で生み出されるパターンに、大きな変化をもたらすかもしれないということを忘れてはならない。

　私がここで、このことに簡単に触れておく必要があると思ったのは、ソヴィエトの精神医学は対人的領域では不器用なようであるが、西欧の臨床精神医学は、私の知っているある統合失調症患者が「社会的領域での不器用」と呼んだものとなる傾向がある、と思うからである。臨床的伝記は対人的領域に焦点を合わせねばならないとは思うが、便宜上一時的に括弧に入れておくものの、社会との関連性を原則的に排除する閉鎖的な体系にならないようにしなければならない。

さて、私が面談した人たちには、それぞれジュリーの人生に対する独自の見方があったが、彼女の人生を三つの基本的な段階あるいは局面に分けて見るという点では、皆が一致していた。すなわち、次のような段階であった。

1　患者は良い、正常な、健康な子供であった。

2　彼女は次第に悪くなり、悩みの種となるようなことを言ったり、したりし始めた。しかし概してそれらは、いたずらあるいは悪さの「域を出ない」ものであった。

3　それは遂に忍耐の限度を越えるものとなり、完全に気が狂ったとしか考えられなくなった。

両親は彼女が狂ったことを「知った」とき、もっとはやく気づかなかった自分たちを責めた。母親は次のように語った。

私は、私に対する彼女の恐ろしい言葉を嫌悪し始めてはいましたが、そのときは、彼女は仕方なくそんなことを口にするのだと考えました……彼女はとても良い子だったのです。それから彼女はとてもひどいことを言うようになりました……そのときに気がついていればよかったのですが。彼女が責任をもって自分の言葉を口にしているのだと考えた私たちが間違っていたのでしょうか。彼女は本当はそんなひどいことを私に言うつもりはなかったのだということは、私には判っていました。ある意味では、私は自分を責めていますが、またある意味では、結局それが病気だったということを喜んでいます。ただもっとはやく医者に連れて行けばよかったのですが。

良い、悪い、気の狂った、などの言葉が正確にどのような意味で使われているかは、われわれには今のところ判らない。しかし、今やわれわれは多くのことを知っている。もちろん初めは、両親も思い出しているように、ジュリーの行動は両親には全く正しいものに思われた。彼女は良い、健康で正常な子であった。それから彼女の行動は変化し、彼女のまわりの主だった人がすべて異口同音に言ったことであるが、彼女の行動は「悪く」なり、ついに彼女はそれから間もなくして「気が狂った」のである。

両親の眼から見て、良いとか悪いとか気の狂ったとか言われるどんなことを、具体的にこの子供がしたのかは、この話からは判らない。しかしこの話は、彼女の本来の行動様式が、両親が良いあるいは感心なことと考えていたことと完全に一致していた、という重要な情報をわれわれに提供していることは確かである。次に彼女の「悪い」時期がしばらく続いた。すなわち、両親がもっとも眼にし耳にしたくなかったこと、あるいは彼女のものと考えたくなかったようなこと、まさにそのようなことを彼女が「表に出す」ようになったのである。なぜそのようなことになったのかは、今のところわれわれには判らない。彼女がこのようなことを言ったりしたりできるとは、両親にはほとんど信じられなかった。すべて想像だにしなかったことであった。彼らは、最初はそれを割り引きして考えようとした。しかし、その不作法がひどくなるにつれて、彼らはそれを激しく拒絶しようとした。それゆえ彼女が、母親が私を生きさせてくれないとは言わずに、母親がひとりの子供を殺したと言うようになったとき、それは彼らにとっては大きな救いであった。なぜなら、その場合にはすべてを許すことができたからである。「かわいそうにジュリーは病気なのだ。彼女には責任はない。彼女の言うことが本気だとは、私は一瞬たりとも信じなかった。私は彼女に対して良い母親になろうと、いつも最善を尽してきた」。この最後の文章は、のちに再び想起する機会があろう。

家族の精神病に関する考えが、このような三つの段階を経て進むことは、非常に一般的なことである。すなわち、良い－悪い－狂気。患者のまわりの人々の、彼女の行動に対する見方を知ることは、彼女の行動の歴史そのものを知ることと同様に重要なことである。

その彼らの見方を以下にはっきりと示そうと思うが、その前にまず、彼女についての両親の話について、ひとつだけ重要なことを見ておきたい。

すなわち、彼らは事実を隠そうとはしなかった、ごまかそうともしなかった。両親ともに非常に協力的であったし、概して事実についての情報を与えることを控えることもなかった。しかし重要なことというのは、事実が割り引かれる仕方であり、あるいはむしろ、明らかにその事実に含まれていると思われる意味が割り引かれたり、否定されたりする仕方である。この少女の来歴について簡潔に述べるには、おそらく両親の枠組みによって、出来事を区分することから始めるのが一番よいだろう。私の説明は主に母親（X夫人）の言葉で行なわれる。

## 段階1　正常な良い子供

ジュリーは決してねだることをしない赤ん坊であった。彼女の離乳は簡単であった。一年三か月で完全におしめがとれて以来、彼女は全く母親に世話をかけなかった。彼女は決して「面倒」をかけなかった。彼女はいつも言われた通りにしていた。

ジュリーはいつも「良い」子であったという母親の考えの基本になっているのは、これらの事実による一般化であった。

さて、これはある意味では、決して生きるようにならなかった子供についての記述である。なぜなら、本当に生きている赤ん坊はものをねだり、面倒をかけ、いつも言われた通りにするようなことは決してないからである。赤ん坊のジュリーは、母親が私に信じさせようとしたほど「完全」でなかっただろう。しかし特に重要なことは、赤ん坊の完全さについてのX夫人の理想が、まさにこの「良さ」だったということである。おそらくジュリーはそれほど「完全」ではなかった。おそらく母親がそのように言うのは、私に非難されることを懸念してであろう。しかし決定的に重要なことは、私が子供の内的な死のしるしと考えるものを、X夫人の方は明らかに最高の良さ、健康さ、正常さのしるしと考えていることであろう。それゆえ、もしわれわれが、家族から切り離して患者だけを考えるのではなく、むしろ患者を含めた家族関係全体を考えるのであれば、重要なのは、父親、母親、伯母などが、実存的に死んでいる子供のことを述べているということではなく、彼女のまわりの大人が誰ひとり、実存的な生と死の違いを知らなかったという点である。むしろ彼らの間では、実存的な死が最も推賞されているのだ。

上記の母親の言葉をひとつずつ考察してみよう。

1　ジュリーは決してねだることをしない赤ん坊だった。彼女はミルクを欲しがって泣くことはなかった。彼女は元気に乳を吸うこともなかった。彼女は哺乳ビンを空にしてしまうこともなかった。彼女はいつも「めそめそ」していた。あまり体重も増えなかった。

「彼女は何も欲しがりませんでした。しかし、彼女は決して満足していないように感じられました」。

ここに述べられているのは、飢えや食欲を決して表現しない子供である。活発に激しく泣いたり、精力的に吸ったり、哺乳ビンを空にしたりして、すこやかに眠るという、健康で元気な本能の表現は見られず、彼女はいつもめそめそしていて、空腹そうであり、しかも、哺乳ビンを与えられても、その吸い方は気まぐれであって、決して満足はしないのであった。これらの初期の経験を、幼児自身の立場から再構成してみたいという気はするけれど、私はここでは、二十数年後に母親によって思い出された観察可能な事実だけに限定し、これらの事実だけから構成を行ないたいと思う。

上記のように、そしてこのことは病因学的要素を考える際には重要な点であると思うが、この説明の最も重要な点のひとつは、肉体的には生きているが実存的には生きるに至っていない、ひとりの子供の肖像画をわれわれが手に入れたことだけではなく、母親がすっかり状況を誤解して、ジュリーの幼児期の行動のうちで最も死に近いようなものを思い出して、あい変わらず悦に入っているということである。その母親はジュリーが「ねだって」泣いたり、ビンを空にしたりしなかったことに、少しも驚いていない。彼女は、ジュリーがそのようなことをしなかったのを、基本的な食欲本能を表現し、欲求を満たすことに失敗したという、不吉なものと感じないで、単に「良さ」のしるしと感じているのだ。

X夫人は、ジュリーが決して「ねだる」ことをしない子であったということを、繰り返し強調した。これはX夫人が気前のいい人でなかったという意味ではない。事実、彼女はジュリーに「私の生涯をささげて」いたという。のちに見るように、ジュリーの姉は物ねだりをする欲求の強い赤ん坊であった。母親は姉の方にはあまり希望をかけていなかった。「私は姉には好きなようにさせておきました」。しかし母親がそれほどまでにジュリーに期待をかけるようになったのは、他でもない、ジュリーが初めから決してねだることをしなかったからなのだ。それゆえ、十代になったジュリーが、自分にしてもらったことに感謝するどころか、母親が彼女を生きさせてくれなかったと言って非難し始めたとき、それは母親にとって恐ろしいことだったのである。このように、ジュリーは生まれたときからある発生論的な要因によって、本能的な欲求および欲求の満足を感じない体質であったということは、十分ありうるとは思うが、さらにそれに加えて、彼女のまわりの人々が、他ならぬこの特徴を良さのしるしと考え、自己主張の欠如に賞讃の刻印を押したという事実が存するのである。赤ん坊が自己本能的な満足をうることに完全に失敗すること、および母親がそれを悟ることに完全に失敗すること、この二つの失敗が重なることを、統合失調症の子供に対する母親の関係の、初期に繰り返し起こる主題のひとつとして指摘することができる。この結合がいかに特殊なものであるかを確証するには、さらなる研究が必要である。

2　彼女はすんなり離乳した。赤ん坊が初めて現実的に他人と共に生きるのは授乳においてである。離乳までに、普通の幼児はみずからの権利で存在している自己についての感覚を、すでにもっているものと想定することができる。それは「自分の流儀」をもっており、他者の原型としての母親の永続性についての感覚をもっている。これらのことが達成されて初めて、離乳はすんなり行なわれるのである。この時期の赤ん坊は「離乳ゲーム」に熱中するものだ。たとえばガラガラを落として拾ってもらい、また落としてまた拾ってもらう。いつまでもそれを繰り返す。この赤ん坊は、ある物体がなくなっては戻り、なくなっては戻るということで遊んでいるように思われる。事実これは離乳の中心問題なのである。しかもこのゲームは、彼の流儀で遊ばれねばならないのが普通である。したがって、彼が支配しているのだという印象を与えるように、われわれが秘かに彼と協力することが「自然」である。フロイトの症例においては、その幼児は糸巻きを投げるときに、それを自分につないでおいた。これは、母親の「エプロンのひも」につながることによって、母親を同じように支配下に置くことはできなかったという事実と対照的である。さて、もしジュリーが、すでにわれわれが推定したように、独自の道を進み、独自の心を持つ能力の前提となる自律性を、その幼児期に獲得していなかったとすると、彼女が苦もなく離乳したように見えても、驚くにはあたらない。しかし、幼児が一度も持たなかったものを手離したとしても、それはほとんど離乳とは言えない。事実、ジュリーの場合には、ほとんど離乳と言えるようなものではなかったのだ。そのころはすべてが非常にスムーズに運んだので、母親はほんのわずかの事実しか思い出せなかった。しかし彼女は、ジュリーと「投げすて」ゲームをしたことは覚えていた。ジュリーの姉は、普通のこういったゲームをしたことがあって、X夫人を怒らせたこともあった。「彼女（ジュリー）は私とそのゲームをやりたがっていないと私は確信しました。私がものを投げると、彼女はそれを私のところへまたもってくるのでした」、しかも大急ぎで這っていって。

このゲームにおける役割の転換が、ジュリーが独自のあり方を発達させることに失敗したことに対して、どのような意味をもつかは、ほとんど注釈の必要もない。

彼女が歩行を始めたのは早く（ちょうど一年を過ぎたころ）、部屋を横切ってすぐに母親のところに行けないときには、大声で泣いたという。家具の配置も変えねばならなかった。なぜなら、「ジュリーは彼女と私との間にどんな椅子があっても、ひどくそれを怖がったから」であった。彼女の母親はこれを、娘がいかに母親を愛していたかを示すしるしと解釈していた。三歳あるいは四歳までは、母親がちょっとでも見えなくなると、ジュリーは「気違いのようになった」。

このことは、彼女が肉体的な意味に限らず、離乳が行なわれうるような段階に達していなかった以上、彼女は実際には離乳しなかったのだ、という想定を確証するもののように思われる。彼女は自律的な自己存在を確立していなかったので、現存と不在の問題を解決して、ひとりで存在する能力を身につけるまでには至らず、いかに自分の欲求が挫折させられても、自分の存在にとっては、他人の肉体的現存は必要でないということを発見することもできなかったのである。もしある人が、自分自身であるために、他人を必要とするのであれば、その前提になっているのは自律性の達成の失敗である。すなわち、彼は基本的に不安定な存在論的立場から人生に関わっているのである。ジュリーは、母親がいるときにもいないときにも、自己自身であることができなかった。母親の覚えている限りでは、彼女はジュリーが三つになるまでは、ジュリーの声の届かないところには決して行かなかったという。

3　彼女は一年三か月でおしめがとれて以来、決して粗相をしなかった。この点に関して人は、統合失調症の場合には肉体的なコントロールの発達が早いことは、珍しくないことに気づくかもしれない。自分の子は、這うこと、歩くこと、腸や膀胱のコントロール、話すこと、泣くのをやめること、等々が早かったと言って、統合失調症患者の親がその子供を自慢するのは、確かによく耳にすることである。しかし、両親が自慢して言ったことと、その子供が実際に行なったこととの関連を考察するときには、その幼児の行動のどの程度までが、彼自身の意志の表現になっているかを問題にしなければならない。問題はいかに子供が良いか悪いかではなくて、その子供が、自分の行動の主体であるという感覚を発達させているかどうかである。あるいは、外見上はおそらく自分の行動の主体のように見えながらも、自分の行動が自己の内からではなく、母親の内から生み出されているようにその子供が感じてはいないか、ということである(自律的なふりをするようにとの命令に従っている精神病の人を考えてみよ)。肉体が全く期待通りにその機能を遂行していても、真の自己活動は全く確立されるに至っておらず、すべての行動が外的な指令にほとんど全面的に黙従しているということもありうる。ジュリーの場合、彼女の行動は母親によって躾《しつ》けられたようであるが、「彼女」はその行動の「内に」はいなかった。ジュリーが、私は決して本当の人間にはなれなかったと言い、慢性統合失調症患者の繰り言として、私は「打たれた鐘」〔tolled bell〕(あるいは「躾けられた女」〔told belle〕)だと言うとき、彼女が言おうとしたのは、このことだったに違いない。言い換えると、彼女は言いつけられた通りの者でしかなかったということである。

4　彼女はいつも言われた通りにした。真実を語ることと嘘をつくことに関して前にも指摘したように、正直になるべき正当な理由はいろいろあるが、正直にしかなれないというのでは、あまり感心な理由とはいえない。今までのX夫人の話からは、ジュリーが「躾けられた女」以外の者になる可能性を、母親が認めていた様子は読み取れない。母親はこの打たれた鐘に「生涯をささげた」。しかしこの夫人は、間に椅子があるだけで気の違ったようになるほど母親を愛しているこの良い、従順な、行儀のよい少女が、石化されて「物」になり、あまりの恐怖でひとりの人間になれないという可能性を、当時は全く否定していたし、二十五年経ってもそれは変わらなかった。

5　彼女は決して「面倒」をかけなかった。この患者が幼年期以来、自律性をもっていなかったことはいまや明らかである。母親の記憶から判断しうる限りでは、ジュリーは彼女独自のあり方を発達させていなかった。本能的な欲求や満足が、肉体的活動という通路を通して表現されることは決してなかった。

まず第一に、現実の乳房に対する現実的欲求から生じる、現実的な満足が決して起こらなかった。彼女の母親は、この最初の現れを望ましいことと考え、その後もこの種のことを望ましいことと考えた。

「彼女はお菓子を食べ過ぎるようなことは決してしませんでした。「もう十分でしょ、ジュリー」と言いさえすれば、彼女は逆らおうとはしなかったのです」。

憎しみは、偽自己‐体系の従順さによってのみ表現されるようになるということは、すでに指摘した通りである。母親は娘の従順さを賞讃した。しかし、ジュリーはあまりに従順になり過ぎたために、従順が「ありえない」ほどになっていた。このようにして十歳ごろには、その日に起こる事柄や自分がなすべき事柄を、すべて人に言ってもらわねばならない時期があった。そういうカタログを与えられないと、一日が始まらないのだ。母親がこの儀式を拒否すると、彼女はすすり泣きを始めるのであった。母親に言わせると、このすすり泣きを止めさせるには、したたか鞭打たねばならなかったという。大きくなっても、彼女は自分でもらったお金を使おうとしなかった。何が欲しいのか言ってごらんとか、自分で服を買いなさいとか、他の女の子のように友達を作りなさいとか言われても、彼女は自分自身の欲求を表現しようとはしなかった。服は母親に買ってもらわねばならなかったし、自分のイニシアチブで友達を作ることもなかった。彼女はいかなる決断もしようとしなかったのである。

上記のすすり泣きのほかに、子供のころのジュリーには、母親を当惑させるようなことが何回かあった。五歳から七歳にかけては爪を嚙む時期があった。また彼女は言葉を話し始めたころから、言われた言葉をそのまま言い返す傾向があった。八歳のときには、突然彼女は大食になり、それが数か月も続いてから、いつもの気乗りのしない食べ方に戻ったりもした。

しかし母親は、こういったことを一時的なこととして割り引いて考えていた。しかしながら、これらのことには、赤裸々な欲求の一時的・絶望的激発を伴う内的世界の激しい破壊性を見ることができる。しかし、この欲求はすぐに抑制され、再び潜行してしまったのである。

### 段階2　「悪い」段階

十五歳ころから彼女の行動は変化し、「良い」子から「悪い」子になった。この時期には母親の態度も変化し始めていたのである。以前は、ジュリーができるだけ自分のそばにいるのを正しいことと考えていたのであるが、今や母親は、もっと外出して友達を作り、映画やダンスに行って、ボーイフレンドを作るようにとジュリーにすすめていた。患者はそれらをすべて「頑固に」拒絶した。それどころか、ジュリーは坐って何もしないでいるか、あるいはいつ帰るかも言わずに街をさまようのであった。彼女は自分の部屋をひどく乱雑にしていた。彼女は人形を抱き続けていたが、もうそういうことは「卒業」してしかるべきだと母親は思っていた。この人形については後に論ずる機会があろう。母親に対するジュリーの激しい非難は、とどまるところを知らず、テーマはいつも同じだった。すなわちジュリーは、母親が自分を欲しがらなかった、人間にさせてくれなかった、呼吸させてくれなかった、圧殺した、と言って非難するのであった。ジュリーは母親を激しく罵倒した。しかし彼女は他人に対しては、その気になれば魅力的になることができた。

今までのところ、われわれはジュリーと母親との関係のみを考察してきた。しかし、さらに考察を進める前に、ここで全家族集団について一言しておかねばならない。

近年、「統合失調症生成的〔schizophrenogenic〕」母親という概念が導入された。初期にこの概念に伴っていた「魔女狩り」的性質は、幸い衰え始めている。この概念の確定の仕方はいろいろとありうるが、次のように述べることができよう。すなわち、子供の内にひそんでいるであろうところの、存在論的安定の基本的発展段階へと発生論的に規定された生まれつきの傾向を、促進あるいは「強化」するより、むしろそれを妨げるような母親のあり方がありうるのだ。母親ばかりでなく全家族状況もまた、他人とともにある自己として、現実の共有世界に関与するという子供の能力を、促進するよりはむしろ妨げることがあるのである。

世界における自己を経験する常識的な（すなわち共同体的な）方法を共有せずに、他人とともにひとりの人格になることの、普通以上の困難さから生じる結果が統合失調症である、というのがこの研究の論旨である。子供の世界は大人の世界と同様、「所与と構成の統一体」（ヘーゲル）である。両親（第一義的には母親）によってそれへと媒介されるものと、子供がみずから作り出すものとの統一である。母親と父親は子供の世界を非常に単純化したものである。そして子供の能力が高まって物心がつき、混沌に形式を与え、ますます複雑なものの相違と連関とを把握するようになると、哲学者ブーバーも言っているように、彼は「現実的な世界」に入る。

しかし母親や家族の図式が、子供が生き呼吸することのできる世界と適合しない場合にはどういうことになるのか。この場合、子供は独自の洞察力を発達させて、それによって生きることができねばならない（詩人・画家ウィリアム・ブレイクはそれに成功したし、ランボーは実行はしなかったが、それを語ることに成功した）。さもなければ、彼は狂気とならざるを得なかったのである。幼児が対自存在の歩みを始めるのは、初期の母親との愛の絆によってである。母親がまず最初に世界を幼児へと「媒介」するのは、この絆において、あるいはこの絆によってである。彼に与えられる世界は、彼がそのなかでなんとかやってゆけるような世界かもしれないし、逆に、彼には合わない世界かもしれない。誕生後の一年間はとくに重要であるが、幼児期、子供期、青年期を通しての環境の性質も、何らかの意味で非常に重要であろう。父親あるいは他の重要な意味をもつ大人たちが、子供の生活に決定的な役割を果たすのは、これらの一連の時期においてである。それは子供との直接的な関係によることもあるし、母親への影響を通しての間接的なものであることもある。

以上の考察によって、もっぱら統合失調症生成的な母親という考え方よりは、統合失調症生成的な家族という考え方をした方がよいことがわかる。少なくともこういう考え方によって、全家族の力学に十分な注意を払わない個別的な研究に代わって、家族集団全体の力学に関する一層の研究が促進されるだろう。[20]

ジュリーの三つ上の姉は、かなりあけすけな、そして強情な既婚の女性であった。しかし女らしさや魅力には乏しかった。母親の話によると、彼女は生まれたときから「気むずかしく」、いつも物ねだりをする「厄介者」であった。要するに彼女は、母親にはあまりほめられない比較的「正常な」子であったらしい。しかし、彼女と母親は結構うまくやっているように思われた。彼女は母親のことを、反抗しなければ権威を保っている者とみなしていた。しかし、「母はジュリーには何でもしてやった。ジュリーはいつも母のお気に入りだった」。この姉が早くから、統合された自律的状態に達していたことは、全く明らかであった。彼女の性格を詳しく吟味すれば、神経症的な要素も多く見られはしたが、ジュリーには到達できなかった基本的・存在論的状態に、彼女が達していたことは、ほとんど疑問の余地がないように思われる。子供のころ、彼女には同じ年ごろの友達が何人もいたが、彼らはジュリーにとっては年上すぎた。そしてジュリーは姉にはあまり近づかなかったようである。しかしジュリーは、自分の「世界」の数少ない特別に良い人物のひとりとして、「恵みのねえさん」という姉を、彼女の幻影の世界に組み入れていたのであった。

次に、父親が重要な役割を演じていたことは、さらに明らかであった。彼は母親にとっては「性的動物」であった。また彼にとっては、母親は冷たい、性の合わない女であった。彼ら夫婦は、絶対に必要なこと以外は口をきかなかった。彼はよそで性的満足を見いだしていた。彼らはお互いに多くの不満を抱いていたが、ジュリーに対する誤った対応について非難し合うことはなかった。事実、父親は私に、話すようなことはあまりないと言うのであった。なぜなら彼はジュリーが生まれる前に、すでに「気持ちの上で家族から身を引いて」いたからである。

患者の姉は私に二つの出来事を話してくれたが、それはどちらもジュリーにとっては重大なことであったに違いない。第一のことはおそらく母親は知らなかったのだろう。そして第二のことについては、母親は私に話す気になれなかったようだ。第二の出来事に関しては後に述べよう。第一の出来事というのは、ジュリーが十四、五歳のときに起こった。父親はジュリーから遠く、また比較的とっつきにくかったにもかかわらず、ジュリーはそのころ彼を好いているようであった。彼は時折彼女を散歩に連れていった。あるとき、ジュリーは涙を流しながら急いで帰ってきた。彼女は母親には何があったのかを話さなかった。母親はこのことについて、私に次のように言った。すなわち、ジュリーと夫との間で何事かあったに違いないが、どうしてもそれが判らなかったと。このことがあって以来、ジュリーは父親と関わりを持とうとしなかった。しかし、ジュリーは姉にはそのことを打ち明けていたのである。それによると、父親は彼女を電話ボックスに連れて入り、そのときに彼女は父親とその恋人との「恐ろしい」会話を耳にしてしまったのである。

X夫人は娘たちの前で平気で夫の悪口を言い、夫の非行を数えあげて娘たちを自分の味方にしようとした。しかし姉の方は中立の道を選び、ジュリーは公然と母親に味方するようなことは決してしなかった。電話ボックスでの事件があってからは、ジュリーは父親との関係をきっぱりと絶ち、しかも母親に情報を伝えることもしなかった。しかし父親は、彼自身が言ったように、家族からは身を引いていた。彼は娘たちに対して母親の悪口を言うこともなかった。なぜなら、娘たちの支持を必要とする気もなかったからである。彼は妻を無用の女と考えていたけれども、彼が言うには「客観的に言って彼女は良い母親だった。その点は認めねばならない」。姉は父親にも母親にも落ち度があると考え、できるだけ冷静に中立であろうとし、一方だけに加担しないようにしていた。しかしやむをえない場合には、彼女は父親よりは母親の側につき、またジュリーよりも母親の側についた。彼女がジュリーよりは母親の方を選んだということには、それなりの理由があった。実際的、常識的観点からすれば、母親に対するジュリーの非難は初めからとっぴで空想的なものであった。それらは最初からかなり気違いじみて聞こえたに違いない。圧殺されるとか、生きた人間にしてもらえないとか、「どなり立てられる」とか、この平凡で常識的な家族にとっては全くわけの判らないことに思われた。母親は自分を欲しがったことはないとジュリーは言うのであるが、しかし実際には彼女はお気に入りであった。母親は彼女に何でもしてやり、何でも与えていたのである。母親に圧殺されているとジュリーは言うのだが、母親は彼女の成長を願っていた。また、母親は自分が一人前になるのを望んでいないのだとジュリーは言うが、実際はジュリーに友達を作るように、ダンスに行くようにと勧めていたのである。

夫婦の関係が根本から崩れてしまっているのに、少なくともある一点において、彼らが気脈を通じていたことは注目すべきである。すなわち、彼らはともにジュリーの偽りの自己を良いものとして受け入れ、他のあらゆる側面を悪いものとして否定していた。しかし「悪い」段階においてはその結果の方がより重要であった。つまり彼らは、自分たちの眼に現実的な人間として映った従順で生気のない影を別にすれば、ジュリーの他のあらゆる面を悪いところとして否定したのであるが、そればかりでなく彼らは、彼らに対するジュリーの非難を「肝に銘じる」ことを全く拒否したのである。

このころのジュリーと母親は、ともに絶望していた。精神病状態にあったジュリーは、自分をテイラー夫人と呼んでいた。これはどういう意味か？　それは、「私は仕立てられている〔tailor-made〕」という意味なのだ。「私は仕立てられた娘〔tailored maid〕です。私は作られ、育てられ、着せられ、仕立てられたのです」。このような言葉は精神病的だ。それが「本当」でないからではなく、謎めいているからである。それらの言葉は、患者が翻訳してくれなければ推測できないことが多い。しかし、たとえ精神病的な言葉としてではあっても、これは非常に説得力のある言葉のように思われる。それは、彼女が十五、六歳の時に母親に対して行なった非難の要点をきわめて簡潔に述べている。そしてこの「どなり立て」が母親の「悪さ」であった。この時期の統合失調症生成的な要因の最大のものは、私の感じでは、単に母親に対するジュリーの攻撃あるいは母親の反撃ではなく、正誤はともかく、ジュリーの見方に何らかの意味を見いだそうとする人あるいは見いだしうる人が、彼女の世界に全くいなかったということである。どういうわけか父親も姉も、ジュリーの言い分にある程度の妥当性があることを理解できなかった。前に述べたグループ治療の患者（六一頁）と同様、ジュリーも議論に勝つためではなく、実存を維持するために戦っていたのである。ある意味では実存を維持しようとしていただけでなく、実存を実現しようとしていたのである。ジュリーは十五、六歳までに、いわば「常識の能力」を発達させることができていなかったと考えることができよう。普通の家族意識は「彼女に」実存を与えなかった。母親は正しく、完全に正しくなければならなかった。母親に自分が悪いと言われると、ジュリーはそれを殺人と感じた。それは彼女の側での自律的な見方の全面的な否定であった。母親は従順な偽りの自己の方をいつも受け入れ、この影を愛し、何でも与えるのであった。母親はこの影に対して、ひとりの人間のごとくに振舞うように命令しようとさえした。しかし母親は、独自の可能性をもったジュリーの世界における、真に不穏なものの存在に気づくことは決してなかった。ジュリーの妄想における実存的な真理は、彼女自身の可能性が圧殺され、窒息させられ、殺されているということであった。ジュリーが実存し息づくことができるためには、母親が間違っていたかもしれないということ、ジュリーの言ったことにもある意味での真理があるということを、母親が認めねばならないのだとジュリーは感じた。ジュリーは自分の悪い自己をある程度母親に投射すること、および母親からある程度の良さを抜き取ることを許される必要があったのだと言ってもよい。しかし家族のすべての者に対して、ジュリーは白を黒と言いくるめようとしていた。彼女は実存的真理を物理的事実に転換し始めたのである。彼女は妄想的になった。最初はジュリーが、母親は自分を生かせてくれなかったと、実存的な意味で非難していたとすれば、彼女は最後には、母親が実際に現実の子供を殺したかのごとくに話し、かつ振舞うようになったのであった。そしてこれは家族にとっては明らかに胸をなでおろすことであった。なぜなら、ここまでくればジュリーを憐れむ立場になることができ、彼女を非難することによって自己弁護をする必要もないからであった。父親だけは奇妙にも彼女を責任ある人格として扱った。彼は彼女が狂ったことを決して認めなかった。彼にとっては彼女は邪悪なものだったのである。

彼は彼女の離乳ゲームには「だまされ」なかった。それはすべて悪意と不幸の表現であった。彼はいわゆる彼女の緊張病的拒絶症を単なる「意固地」と考え、破瓜病の徴候を復讐的な愚かさと考えた。家族の中では彼だけがジュリーに同情しなかった。彼が何度か私のところに来たときに、ジュリーに「そのゲームを止めさせる」ために、彼は彼女を揺さぶったり、つねったり、腕をねじ上げたりしたことが判明した。

## 段階3　狂気

ジュリーの基本的な非難は、母親が彼女を殺そうとしているというものであった。彼女が十七歳のときにある出来事が起こったのであるが、おそらくこれが悪い状態から狂気への移行の原因となった。

これが姉が話してくれた第二の出来事である。十七歳になるまでジュリーは人形を持っていた。それは幼児のころから持っていた人形であった。彼女はそれに洋服を着せ、自分の部屋で遊んでいたが、どんな遊び方をしているのかは誰も知らなかった。それは彼女の秘密の領域であった。彼女はそれをジュリー人形と呼んでいた。母親は、もう大きくなったのだからその人形を手離すように、とだんだん強く言うようになった。ある日、その人形がなくなっていた。ジュリーが捨てたのか母親が捨てたのか、どうしても判らなかった。ジュリーは母親を責めた。母親は、自分はその人形をどうもしていないと言い、ジュリーが自分でなくしたに違いないと言った。ジュリーの洋服を着た子供が母親に滅多打ちにされたという声がジュリーに聞こえ、この犯罪を知らせに警察へ行こうとジュリーが言いだしたのは、その事件の直後であった。

ジュリーか母親か、どちらかがその人形を始末したのだと私は言った。なぜならこの段階でのジュリーにとって、「母親」は彼女の外部にいる現実の母親というよりは、元型的破壊者になっていたということは、大いにありそうなことだからである。「母親」が人形を殺したとジュリーが言うとき、「彼女」すなわち彼女の「内面的」母親が殺したのだということは十分にありうる。いずれにしても、それは破局的なことであった。なぜなら明らかにジュリーはその人形と深く一体化していたからである。人形と遊んでいるとき、その人形は彼女自身であり、彼女はその母親だったのである。さて、その遊びのなかで彼女がますます悪い母親になり、遂にその人形を殺してしまったということはありうることである。彼女の精神病状態において、「悪い」母親が彼女の中にしきりに登場するのを、われわれは後に見るであろう。もしその人形が現実の母親によって殺され、また母親がそれを認めたのであったなら、事態はそれほど破局的ではなかったであろう。この段階におけるジュリーの正気のわずかな残りは、ある程度の悪を彼女の本当の母親にかぶせることができるかどうかにかかっていた。そしてこれを正気なやり方で行なうことができなかったということが、彼女を統合失調症に至らしめるひとつの要因となったのである。

## 廃園の亡霊

……完全に精巧に組み立てられた機械でも、ある段階では、多かれ少なかれ独立した諸部分に分割されることがある。

ノーバート・ウィーナー『人間機械論』

これから述べる見解は、ジュリーおよびその他の破瓜型、緊張型の慢性統合失調症に当てはまるものである。それは、何らかの分裂が見られる慢性精神病のすべてを包括するものではない。特にこの見解は妄想症には当てはまりにくい。妄想症の場合には、ジュリーのような場合よりも、はるかに人格の統合性が保たれているからである。

ジュリーの自己存在は、せいぜい混沌たる非存在へ向かう生きながらの死の状態にある実存としか言えないほど、すっかりバラバラになってしまっていた。

ジュリーの場合、この混沌とアイデンティティの欠如とは完全なものではなかった。しかし、彼女と一緒にいると、ドイツの臨床家医の言うあの「統合失調症くささ[21]〔Praecox feeling〕」をいつも感じさせられるのであった。すなわち、眼の前に患者がいても、誰もいないように感じるのである。誰かが何かを表現していることは感じられても、その言葉や行為の背後にいる自己の断片は、ジュリーではなかった。誰かがわれわれに話しかけているようであるが、統合失調症患者の話を聞いていると、「誰が」話しているのかを知るのは非常に困難であるし、われわれが「誰に」話しかけているのかも同じように判りにくい。

ジュリーの話を聞いていると、まるで、ひとりの患者とグループ療法をしているような気がすることがよくあった。したがって私は全くバラバラな多くの態度、感情、衝動などのごた混ぜに直面させられた。患者のイントネーション、身ぶり、話し方は刻々その性質を変えた。人は言葉や行動の断片が、別々の時に突然現れることに気づくようになるだろう。そしてある種の断片は、イントネーション、語彙、シンタックス、発声の傾向などの相似性から判断して、同類のように思われ、また一定の型にはまった身ぶりや話し方から判断して、行動として一貫しているように思われる。それゆえ、違った「諸人格」の様々な断片あるいは不完全な要素が、同時に活動しているように思われるのであった。彼女の「言葉のサラダ」は、多くの疑似自律的・部分的体系が、同じひとつの口を通して一斉に自分たちを表現しようとしている結果のように思われた。

ジュリーが第一人称や第二人称や第三人称で自分自身の話をしているらしいという事実によって、この印象は、混乱を減ずるどころか一層強いものとなった。ある患者について詳しい知識をもたなければ、このことの意味を語る立場に立つことはできない（統合失調症における行動の他の側面についても、これはつねに言えることである）。

精神医学者ジャネは、分離あるいは分裂を、全体的分裂〔molar splits〕と分子的分裂〔molecular splits〕とに区分した。ヒステリーの分裂は全体的分裂である。統合失調症は分子的分裂からなる。ジュリーの場合には、両方の分裂ともあるように思われた。彼女の存在の全体的な統一は、いくつかの「部分的部品」あるいは「部分的体系」に分解していたが（疑似自律的「複合体」、「内的諸物体」）、その各々は独自の、小さいが一定の「人格」を持っていた（全体的分裂）。ところが、どの一連の行動も、さらに細かい断片に分かれていたのである（分子的分裂）。例えば単語の統一性すら分解しているのであった。

したがってこのような場合には、われわれが「接近不能性」や「統合失調症くささ」を口にしても、別に不思議はない。ジュリーの場合、ある種の言葉を交えることは可能であった。しかし彼女には全体的な統一がなく、むしろ彼女は疑似自律的な部分的諸体系の単なる集合体のようなものであったので、「彼女に」話しかけることは困難であった。しかし、これを主に機械との類比によって考えてはならない。というのは、このようにほぼ混沌たる非存在ともいえるような状態でも、その崩壊は決して取り返しのつかない固定したものではないからである。彼女は時折驚くほど統一を取り戻し、自分の苦境について非常に悲哀にみちた自覚を示すのであった。しかし、彼女は多くの理由からこの統一の瞬間を恐れていた。その理由というのは例えば、統一を取り戻しているときには、激しい不安に耐えねばならないからであり、また、崩壊の過程が想起され、非統一、非現実、死の状態へと逃げ込まざるをえないほど、恐ろしい経験として恐れられるからである。

かくして慢性統合失調症としてのジュリーの存在は、統一の欠如によって、あるいは部分的な「部品」、複合体、部分的体系、「内的諸物体」などと呼ばれるものへの分割によって、特徴づけられていた。そしてこれらの部分的諸体系の各々は、はっきりとした特徴と独自のあり方をもっていた。これらの原理をたどってゆけば、彼女の行動の多くの特徴が理解できるようになるのである。

彼女の自己存在が完全には組み立てられておらず、多くの部分的な部品あるいは諸体系へと分裂しているという事実によって、人格的統一の完成、あるいは少なくとも高度の人格的統一を前提とする諸機能は、彼女には存在しえないということが判る。事実その通りなのであった。

人格的統一は反省的意識の前提条件である。すなわちそれは、なかば無自意識的に、あるいは単に第一次的な非反省的意識をもって活動している、自己を意識する能力の前提条件である。ジュリーの場合、各々の体系は対象を意識することはできたが、ある体系は、それから切り離されている他の体系のうちで進行している過程を、意識していなかった。例えば、私と話をしているときに、あるひとつの体系が「話し」ているとすると、その体系が話していることを「彼女が」統一した人格として意識できるような全体的な統一性は、彼女の内には存在しないようであった。

反省的意識が存在しない以上、それによって可能となる「記憶」も非常に統一性のないものであった。彼女の全人生は、同時的なもののようであった。彼女の全存在についての全体的経験がないということは、自己存在の「境界」という明確な観念の基盤となるべき統一的経験が欠けていたことを意味する。しかし、このような全体的「境界」は全くなかったわけではない。したがって自我境界というフェーデルンの用語は不十分である。自我を部分として含む全体を表す術語が必要である。むしろ、各々の体系にはそれ自身の境界があるように思われた。すなわち、あるひとつの体系を特徴づけている意識がある場合、他の体系はその外側に現れる傾向があった。全体的統一のなかで、彼女の存在の異質な面が、他のものに対して十分「緊張症的〔dystonic〕」である場合には、激しい葛藤が生じるであろう。しかし彼女の場合には、このような葛藤は生じえなかった。彼女の存在の互いに衝突する諸体系が、一度に活動するのを見ることができたのは、ただ「外側から」だけであった。内部においては、各々の部分的体系には、意識の独自の焦点あるいは中心があったようである。それには非常に限られた記憶の図式があり、知覚の構成にも一定の形式があった。またそれ独自の疑似自律的な衝動あるいは部分的な衝動もあり、その自律性を維持する独自の傾向もあり、その自律性を脅かす危険もそれに独特のものであった。彼女はこれらの様々な側面を「彼」、「彼女」、「あなた」などと呼ぶのであった。すなわち、自己の諸側面に関して反省的な意識をもつ代わりに、「彼女は」部分的体系の働きを、それが「彼女の」ものではなくて、外部に属するもののごとくに知覚するのであった。彼女は幻覚に囚われているのであった。

彼女自身の存在の諸側面を、彼女でないものとして知覚するという傾向とともに、「客観的に」彼女でないものと彼女であるものとを区別する能力の欠如が見られた。このことはまさに、全体的な存在論的境界の欠如の他の一面である。たとえば、彼女は頬を打つ雨を自分の涙と感じるかもしれない。

詩人・画家ウィリアム・ブレイクは彼の予言書のなかで、存在の分裂状態について書いているが、そのなかで彼は、人が知覚する通りのものになる傾向ということを述べている。ジュリーの場合、あらゆる知覚は、その対象と自分を混同させてしまうような恐怖を与えた。彼女はこれを思いわずらって多くの時間を費やした。「あれは雨だ。私は雨になるかもしれない」「あの椅子……あの壁。女の子が壁になるなんて、恐ろしい」。

あらゆる知覚は自他混同の恐怖を与え、他人に知覚されているという感覚も同じように彼女を恐れさせた。このことは、彼女が絶えざる迫害の世界に生きており、自分も他人に対して、自分が恐れていることをしていると感じていたことを意味した。ほとんどあらゆる知覚が自己と非自己との混同をもたらすように思われたのである。彼女の人格の諸側面のうちの多くは、部分的に彼女の「自己」の外部にあったので、彼女の存在のこれらの切り離された側面は他人と混同されやすく、彼女の「良心」は彼女の母親と、また母親は「良心」と混同されやすかったのであるが、こういった事実によって、先に述べたような混同が準備されたのである。

したがって愛することは非常に危険であった。好きになること〔to like〕は同じようになること〔to be like〕であり、同一物になることであった。もし彼女が私を好きになれば、彼女は私のようになり、私そのものになるのである。このようにして彼女は、私の妹であり、妻であり、マクブライド（McBride）という名前だと言い始めた。私は生命であった。

彼女は生命の花嫁（Bride）であった。彼女は私の癖をまねるようになった。彼女は自己の内部に生命の木をもっていた。彼女は生命の木であった。あるいはまた、

彼女がa、b、c、ということを考えている。

私がそれに非常によく似たa′、b′、c′、という考えを表明する。

すると私は彼女の考えを盗んだことになる。

これを完全に精神病的に表現すると、医者である私が彼女の脳を握っているという非難になるのであった。

逆に彼女が私をまね、模倣したときには、私の一部を盗んでそれを「表に現した」ことに対して、報復を受けるように思えるのであった。もちろん自他混同の程度は時によって変化した。たとえば盗みには自己と非自己との境界が前提となる。

この点を実例によって詳しく説明してみよう。

彼女の存在の、二つの「部品」への分裂の動きの最も単純な例は、彼女が自己に命令を下し、それに従うときに見られる。声をひそめ、あるいは大声で、あるいは幻覚によって、彼女は絶えず自分に命令していた。つまり「彼女」は「坐れ、起て」と言い、坐ったり起ったりするのであった。あるいは幻覚の声、すなわちある部分的体系の声が命令を発し、

「彼女」すなわち他の部分的体系の動きがそれに従うのであった。

もうひとつのよく見られる単純な例は、彼女が何かを言い、かつそれを嘲笑する場合に見られた（思考と感情の不一致）。体系Aからある言葉が発せられ、体系Bがそれを嘲笑する場合を考えてみよう。その場合、Aが私に「彼女は女王です」と言い、一方Bはそれを嘲笑するのである。

「混信」に似たようなことが盛んに行なわれた。Aが比較的首尾一貫したことを言い、次にそれが混乱してきて、Bが話し始めるのであった。そして再びAが口を出して言う、「彼女（B）は私の言葉を盗んだ」。

彼女をよく知るようになると、これらの様々な部分的体系に、ある程度のアイデンティティを認めることができた。なぜなら、それらによって構成される人格内「集団」〔intra-personal 'group'〕とでも言えるものにおいて、各々の体系が果たす役割は、それぞれ一貫していたからである。

たとえば、いつも彼女に命令する専制的な暴君というものがいた。この同じ専制的な声が「この子」に関して、くどくどと次のような不平を私に言うのであった。「これは意地の悪い子です。この子には何を言っても無駄です。だらしのない子なのです。あなたにもこの子はどうしようもありませんよ……」。この「あなた」は直接、医者である私を指しているのかもしれないし、彼女の諸体系のひとつを指しているのかもしれない。あるいは私がその体系の具体例なのかもしれない。

彼女の内部にいるこの暴君的な人物が、長い間「ボス」であったことは明らかであった。「彼女」はジュリーのことをあまり考えなかった。ボスである「彼女」はジュリーが良くなるとも考えなかったし、良くなる価値があるとも考えていなかった。彼女はジュリーの味方でも私の味方でもなかった。この疑似自律的な部分的体系は、「内部の悪い母親」と呼ぶのが適当だろう。基本的にはこの暴君は、ジュリーが母親に帰したあらゆる悪を集約された形でもっている、内部の女性迫害者であった。

容易にそのアイデンティティを確認できる部分的体系が、ボス以外にさらに二つあった。ひとつは私に対してジュリーを弁護する役割を果たし、迫害に対する防具あるいは緩衝器になっていた。「彼女」はジュリーをしばしば妹と呼んだ。したがってわれわれは、現象学的にはこの体系を「良い姉」と呼んでもよい。

これから述べる第三の部分的体系は、完全に善良で従順な、人の機嫌を損じない少女であった。これは、何年か前には、統合失調気質のところで述べた偽自己‐体系に非常によく似たものからの派生物のようであった。この体系が口をきくときは、彼女は、「私は良い子です。私はきちんとお手洗いに行きます」と言うのであった。

かつては「内的」自己であったものからの派生物もあった。そして「内的」自己そのものは蒸発して、純粋な可能性になってしまっていた。最終的に、前にも述べたように、不安定な正気の時期がきて、彼女は哀しそうに脅えきった小声で話すようになった。しかし、今までになく「自分の言葉で」話しているようでもあった。

さて、これらの同時に働く諸体系を考察してみよう。ここにあげる例は、彼女の比較的首尾一貫した言葉から取ったものである。

私は黒い太陽のもとに生まれたのです。私は生まれたのではなく、押し出されたのです。黙認できるようなことではありません。私は母から生まれた〔mothered〕のではなく、圧殺されていた〔smothered〕のです。彼女は母親ではありませんでした。母親なら誰でもいいというわけにはゆきません。やめて、やめて、彼女は私を殺そうとしている。私の舌を切り取ろうとしている。私は汚くて卑しい。私は邪悪な人間だ。私は無駄な人間……

さて今までの論議に照らして、私は次のような解釈を提出したい。

彼女はまず何年間も母親に対して言い続けてきたのと同じ非難を、自分の言葉で語り始めた。しかし今回は特にそれがはっきりしていて、明快であった。「黒い太陽」というのは、彼女の破壊的母親の象徴のようである。このイメージは頻繁に現れるものであった。最初の六つの文章は正気で語られている。突然彼女は何か恐ろしい攻撃、多分母親からの攻撃に晒されたらしい。彼女は対人的な危機に陥って、話を中断する。「やめて、やめて」と再び私に向かって口早に言い、「彼女は私を殺そうとしている」と叫ぶ。続いて自分自身についての防衛的な人格侮辱が行なわれ、それは彼女に対する悪い母親による非難と同じ言葉でなされる。すなわち、「私は汚くて卑しい。私は邪悪な人間だ。私は無駄な人間……」。

母親に対する非難は、いつもこのような破局的な反動を誘発しがちであった。あるときジュリーは、いつものように母親を非難していたのであるが、途中から悪い母親が現れて例のように「あの子」に対する非難を始めた。「あの子は悪い、あの子は邪悪だ。あの子は無駄な存在だ」。そこで私が口をはさんで言った。「そんなことを言うところを見ると、ジュリーは自分によって殺されることを恐れているのだ」。すると激しい非難の声は止み、「彼女」は静かに次のように言った。「そうです、私の良心が私を殺そうとしているのです。私は生涯母を恐れてきました。これからも変わらないでしょう。私は生きることができると思いますか?」この比較的筋道だった言葉は、彼女の「良心」と現実の母親との混同が依然として存在していることを示している。彼女の悪い良心が迫害的な母親なのであった。上に述べたように、自分の悪い本心の一部を相手に投入したいという、ジュリーの欲求を受け入れてくれるような、本当の意味での母親がジュリーには得られなかったということが、ジュリーの生涯における統合失調症生成的な契機のひとつであったのかもしれない。すなわち、彼女の母親としては、ジュリーの非難にもある程度の道理があることを認め、母親の不完全さをある程度見せることによって、彼女の「良心」から内的迫害を取り除いてやる必要があった。

この子はここへ来たがらないのですが、判りますか？　彼女は私の妹なのです。この子は、知るべきでないことは知りません。

ここではジュリーの「姉」が顔を出して、ジュリーは無垢かつ無知であり、それゆえ罪も責任もないのだと言っている。この「姉」体系は、無垢かつ無知な「妹」体系とは対照的に、何でも心得ている責任ある「人格」であり、親切に守ってくれはするが、かなり恩きせがましい人物であった。しかしながら、「彼女」は成長してゆく妹ジュリーの味方ではなく、つねに幼い妹「のために」話している。彼女は現状を維持したいと思っているのである。

この子は砕かれている。この子の心は閉ざされている。あなたはこの子の心を開こうとしている。この子の心をあなたが開こうとするのを、私は決して許さない。この子は死んでいて、かつ死んでいないのです。

この最後の文章の意味は、彼女はある意味では死んでいながら、ある意味では死んでいないと言えるということだ。しかし、もし彼女が「本当に」生きることを引き受けるならば、彼女は「本当に」殺されるかもしれない。

しかしこの「姉」は次のような話をすることもできた。

あなたはこの子を求めなければなりません。あなたはこの子を喜んで迎え入れなければならない……あなたはこの子に気を配ってやらなければならない。私は良い子です。彼女は私の妹です。あなたは彼女の手洗いの世話をしてやらなければならない。彼女は私の妹です。彼女はそういうことを知らないのです。子供にはよくあることです。

このジュリーの内なる姉には経験、知識、責任、分別があり、幼い妹の無垢、無知、無責任、気まぐれとは対照的である。ここでもまた、ジュリーの統合失調症は、単に「正気」の場所が彼女の中にないことではなく、統合性が全面的に欠如している点に存することが判る。彼女の存在の「姉」の部分は分別もあり、正気で心の平衡を失わずに話すことができたが、それはジュリーではなかった。彼女の正気はいわば切り離されて、カプセルに包まれていた。彼女の本当の正気は、「姉」として正気で話すことができるかどうかではなく、彼女の全存在の全体的統合を達成しているか否かにかかっているのである。彼女が自分を第三者のごとくに語り、姉が話しているときに突然妹が顔を出したりする(「私は良い子です」)ところに、統合失調症が露呈しているのだ。

彼女が自分自身のものとしていろいろな言葉や行動を私に示したとき、そのようにして示された「自己」は完全に精神異常であった。本当に秘密めいた短縮された言葉は、大抵は彼女の自己体系の残余の部分に属するもののようであった。その自己の言葉を翻訳してみると、この体系は正気な統合失調気質についてわれわれが述べた、空想化された内的自己からの派生物らしいことがわかる。

この自己の経験が、いかにして空想的な全能・不能の極端なパラドックスを形成するかについては、われわれは既に説明を試みた。この自己の経験の現象学的特徴は、ジュリーの場合も原則的には同じようなものと思われる。しかし、この「自己」の経験の現象学的構成を試みる前に、彼女の統合失調症を正気の言葉に言い換える準備ができていなければならない。この文脈で「自己」という言葉を使う場合、これが彼女の「真の」自己であったというつもりはないことを再確認しておかねばならない。しかし、この体系は統合が行なわれ集結点をなすように思われたことも確かである。この体系こそ、統合の崩壊が生じたときは、まとまりを失う「中心」のように思われた。それは求心力や遠心力の中心的な根拠のようであった。それは彼女の存在の狂気の核、すなわち殺されないために混沌たる死の状態にとどまらざるをえない、彼女の核心部のように思われた。

直接この「自己」によって語られた言葉ばかりでなく、他の諸体系に発すると思われる言葉をも考慮して、われわれはこの「自己」の本質を特徴づけるであろう。これらの言葉、少なくとも「自己」自身の言葉はあまり多くない。何年にもわたる入院で、彼女の言葉の多くは、結局は絶えず繰り返される短い電文のような言葉になってしまっていたが、そこには豊富な意味が含まれていた。

前にも述べたように、自分の内部には生命の木があると彼女は言った。この木になるリンゴは彼女の乳房であった。彼女には十個の乳首（彼女の指）があった。彼女は「ハイランド軽歩兵旅団の全員の骨格」を身につけていた。彼女は考えうるものはすべて自分のものとした。彼女は欲しいものは何でも持っており、同時に持っていなかったのである。いかなる望みや恐れにも、現実の影あるいは光はささなかった。あらゆる望みは直ちに幻影によって満たされ、同じようにあらゆる恐れは直ちに幻影のように消えてゆくのであった。このように彼女はどこでも、いつでも誰にでもなれた。「私はリタ・ヘイワースです。私はジョーン・ブロンデルです。私は女王です。私の皇族名はジュリアンヌというのです」「彼女には自信があり、沈着な人です」、と彼女は私に言った。しかしこの沈着〔self-possession〕には二つの面があった。つまり暗い側面もあったのである。彼女は自己の存在の幻影に「憑《つ》かれた〔possessed〕」女であった。彼女の自己は現実の世界においては何の自由も自律性も力も持たなかった。彼女は誰でも自分の好きなものになれたので、実は誰でもなかった〔no one〕のである。「私は数千人です。私は分割すれば、あなたがたすべてです。私はひとりではない〔no un〕（すなわち尼〔nun〕、名前〔noun〕であって、ひとりの人間ではない）」。尼であるということには非常に多くの意味があった。そのひとつは、花嫁であることと対照をなしていた。彼女はよく私を自分の兄と考え、また自分を私の花嫁あるいは「誠実な、美しい、生き生きした生命〔leally lovely lifely life〕」の花嫁と呼んだ。もちろん彼女にとっては、生命と私とはよく同一化されたから、彼女は生命あるいは私を恐れていた。生命（私）は彼女を叩きつぶし、赤熱《しゃくねつ》した鉄で彼女の心臓を焼き、彼女の足や手や舌や乳房を切り取るのであった。このように、生命は考えうる最も激しく破壊的な言葉で考えられていた。それは私の性質とか、私が持っているもの（たとえば男根＝赤熱した鉄）ではなかった。それは私そのものなのであった。私が生命であった。彼女は内部に生命の木を持っているにもかかわらず、一般的に自分を生命の破壊者と感じていた。それゆえ生命が自分を破壊すると彼女が恐れていたのは、理解できることである。生命は普通、男性あるいは男根という象徴によって表される。しかし、彼女が求めていたと思われるものは、単に自分が男性になることではなく、両性の性的重装備をし、ハイランド軽歩兵旅団の全員の骨格を身につけ、十個の乳首をもつことなどであった。

彼女は黒い太陽のもとに生まれたのです。
彼女は西天の太陽なのです。

黒い太陽という太古以来の不吉なイメージは、ジュリーがそれに関する本を読んだために生じたのではない。ジュリーは十四歳で学校を終わり、読書量も少なく、特に賢いわけでもなかった。彼女が黒い太陽に関する文章を読んだことがあるとは考えられなかった。しかし、われわれはこの象徴の起源を論ずることはやめて、世界における、彼女の経験の様式の表現としてのみ、この言葉を考えることにしよう。

母親は決して自分を欲しがったのではなく、自分を正常に生んでくれたというよりは、ある奇怪な方法で私を押し出したのだ、とジュリーはいつも主張した。母親は息子を「欲しがり、かつ欲しがっていなかった」。ジュリーは西方の太陽〔an occidental sun〕、すなわち偶然の息子〔an accidental son〕であって、それを母親が憎しみから娘に変えてしまったのであった。黒い太陽からの光線は彼女を焦がし、しなびさせた。黒い太陽のもとで、彼女は死物として存在した。したがって、

私は草原です。
彼女は廃墟の町です。

草原の生きものといえば野獣しかいなかった。廃墟の町は鼠が荒し回っていた。彼女の実存は、全く不毛な荒廃した荒地のイメージで表現されていた。この実存的な死、この生きながらの死が、彼女を支配している世界内存在のあり方なのであった。

彼女は廃園の亡霊です。

この死には、何の希望も未来も可能性もなかった。すべては起こってしまっていた。何の喜びもなく、起こりうる満足の源もなかった。なぜなら、世界も彼女と同じように空虚で死んでいたからである。

水注しは壊れ、井戸は涸《か》れている。

彼女は全く無意味、無価値であった。彼女はどこにも愛の可能性を信じることができなかった。

彼女は世間の少女たちと変わりません。皆は彼女を求めているような振りをしますが、実際は求めてなんかいないのです。私は、今はただ卑しい女の人生を送っているようなものなのです。

しかし、他のところで彼女も言っていたように、幻影的な方法ではあったが、彼女は自己を評価していたのである。彼女の内には非常に価値あるものが深く埋もれていて、ただ自己によっても他人によっても、まだ発見されていないのだ、という信念があった（いかに精神病的信念であっても、自己の内の非常に価値のあるものについての、一種の信仰ではあった）。もし暗い大地の深みへと進むことができれば、「輝く黄金」が見つかるだろう。また、千尋《ちひろ》の海底に至ることができれば、「海底の真珠」が見つかるだろう。

# 原注

（1） 以下のディルタイの引用は、ブルトマンの'The problem of hermeneutics'（*Essays*, 1955. pp. 234-61）による。

（2） 現在ではこれを裏づける文献は多い。たとえば'In the Mental Hospital'（*The Lancet*, 1955-6 所載）参照。

（3） ウソ発見器にかけられて、あなたはナポレオンですか、ときかれた患者の話がある。彼は「ちがう」と答えた。そしてウソ発見器には、彼は嘘をついていると出た。

（4） 絶望を理解しなければ統合失調症は理解できない。特に、Kierkegaard, *The sickness unto death*, 1954; Binswanger, 'The case of Ellen West,' 1944-5; Leslie Farber, 'The therapeutic despair,' 1958. 参照。

（5） 「存在論」という言葉には哲学的な（特にハイデッガー、サルトル、ティリッヒなどによる）用法があるけれども、それが現在もっている経験的な意味において、私はこの言葉を使った。なぜなら「存在」の副詞的、形容詞的派生語としては、これが一番よいように思われるからである。

（6） この定式化はH・S・サリヴァン、ヒル、F・フロム＝ライヒマン等のものと非常に似ている。特にアリエッティのものと近い。フェーデルンの表現の仕方は全く違うけれども、彼も非常に似通った見解を出しているように思われる。

（7） 一見「ヒステリー的」な徴候形成に関する、非常に貴重な精神分析的業績として、Segal（1954）参照。

（8） すなわち、彼女が考えている母親のように、ということ。私は彼女の母親に会ったことはないし、母親に関する彼女の幻想が、実際の母親に似ているのかどうかも判らない。

（9） たとえばブルトマンは *Primitive Christianity*（1956）のなかで、魂（真の自己）と肉体の分離というグノーシス派の理想について、すばらしい小論を書いている。罪の贖いとは、魂と肉体の分離という全面的な断絶と考えられていた。彼は次のようなグノーシス派の文章を引用している。「〔肉体とは〕暗き牢獄、生ける死、感覚を付与された死骸、汝が担う墓石、汝が背負いゆく墓石、愛するときに憎み、憎むときに妬む、盗人の如き相棒……」(p. 169)。

精神病理学的観点からの心身分裂の研究としては、Clifford Scott（1949）, Winnicott（1945, 1949）参照。

（10） ライオネル・トリリングの名短編 'Of This Time, Of This Place' にでてくる「ターシャン」と、彼はあまり違わなかった。

（11） *The sickness unto death*（1954）のなかのキェルケゴールの言葉。しかし、ここでは全く違った意味で使われている。

（12） Marianne Moore, *Collected Poems*.

（13） ピーターの経験した罪の意識に関する所見（第8章）は、私の考えではまだ十分に認識されていないところの、この種の統合失調気質の罪の意識に当てはまる。

（14） プラトンは、友情は「同質的」存在の間にしかありえない、と仮定する。しかし、『リュシス』における友情の可能性に関する議論は、次のようなディレンマに陥る。すなわち、もし二つの存在が何物をも「欠いて」いないのなら、なぜ相手に何物かを求めるのであろうか。統合失調症気質の者が破綻しやすいのは、まさにこの中心的問題——彼は自足しているのか、何かを「求めて」いるのか？——においてである。

（15） 偽りの自己とは、自己自身でなくなる方法のひとつである。実存主義的研究のうちで、偽りの生き方の一方法としての偽りの自己を理解するために必要な研究を二、三あげると、次のようなものがある。Kierkegaard, *The sickness unto death*（1954）；Heidegger, *Sein und Zeit*（1953）；*Being and Nothingness*（1956）における「自己欺瞞」に関するサルトルの議論；Binswanger, *Drei Formen missglückten Daseins*（1952）と'The Case of Ellen West'（1958）；Roland Kuhn, *Phénoménologie du masque*（1957）。精神分析学的研究のうちで最も関連のあるものを挙げると、次のようなものがある。Deutsch, 'Some forms of emotional disturbances and their relationship to schizophrenia'（1942）；Fairbairn, *Psychoanalytic studies of the personality*（1952）；Guntrip, 'A study of Fairbairn's theory of schizoid reactions'（1952）；Winnicott, *Collected papers*（1958）（数箇所）；Wolberg, 'The "borderline" patient'（1952）；および Wolf, *Schizophrenia in psychoanalytic office practice*（pp. 135-9, 1957）。

（16） 関係妄想というものを、すべてこのような言葉で理解すべきだと言うつもりはない。

（17） 自己存在の分裂と多様な感覚様式との関係は、依然として極めて不十分な理解しかなされていない。

(18) Entreaty (to Hope), p. 311. Binswanger による引用（1958）。

(19) このような状況に関する、文学の分野での最もすぐれた記述は、私の見た限りでは、ウィリアム・ブレイクの『予言書』に見られる。地獄に関する古代ギリシアの描写やダンテの場合は、影や亡霊は生命から切り離されてはいても、依然として内的一貫性を保持している。ブレイクにおいてはそうではない。彼の『予言書』の人物たちは、彼らの内部に分裂を抱えている。『予言書』のような本は、さらに詳細な研究が必要である。それはブレイクの精神病理学を説明するためではなく、彼がとにかく正気を保ちつつ、非常に深く我が事として理解していたことを、彼から学び取るためである。

(20) 特に、Laing and Esterson（1964）参照。

(21) 早発性痴呆〔dementia praecox〕という言葉からとったもの。現在われわれが、青年期に起こるある種の統合失調症と一般に呼んでいるものを指すのに、以前は早発性痴呆という言葉が使われた。そして早発性痴呆は、結局は慢性精神病にまで至るものと考えられていた。この「統合失調症くささ」というのは、ハムレットの恋人オフィーリアの気がふれたときに、観客が抱く感情とでも言ったらよいだろう。臨床医学的にいうと、オフィーリアは最終的には明らかに統合失調症である。彼女の狂気のなかには誰もいない。彼女は人間ではない。彼女の動作と発言を通して表現される、統合された自己というものは全く存在しない。了解不能な言葉が、無によって語られる。彼女はすでに死んでしまっている。かつてひとりの人間がいたところには、ただ真空があるだけなのだ。

# 訳者あとがき

本書は、R. D. Laing: *The Divided Self*, Tavistock Publications Ltd. 1960の訳である。また、一九六五年にはペリカン叢書に収められている。

レインが本書を著わしたのは二十八歳のときであるが、ここで簡単に彼の略歴を示しておくと、彼は一九二七年グラスゴーに生まれ、一九五一年にはグラスゴー大学を出て医学博士号を取っている。その後、精神科医および精神分析医として病院勤務をしており、この間の経験が本書の背景になっていることは言うまでもない。彼自身も述べているように、本書における研究は一九五七年までに、すなわち、彼がタヴィストック・クリニックに来る以前に、事実上完成していた。なおその後のデイヴィド・クーパーとの共同研究については『解放の弁証法』（せりか書房）巻末の、由良君美氏の解題の一節を参照していただきたい。

本書において若いレインが目指したものは、狂気あるいは狂気への過程を、了解可能なものにすることであった。そしてレインの眼は、というよりむしろ彼の心は、狂気のうちでも最も人間くさい狂気、統合失調症へと注がれている。したがって彼の主要な関心は、統合失調気質および統合失調症の問題である。レインにとっては、統合失調症は「庭の小鳥よりも疎遠なもの」でもないし、「永久に閉じられた書物」でもなかった。意味のある世界を担った全人格的存在として、あくまでも統合失調症の人間を理解しようとするのである。

狂気（特に統合失調症）およびそこにいたる過程を、了解可能なものたらしめるという目的に向かって、レインの取ろうとする基本的な立場はどのようなものか。その方法論はいかなるものか。序文における彼自身の言葉からもわかるように、彼の統合失調症観、さらに彼の人間観そのものの基底となっているのは、実存主義および現象学である。したがってこの研究は、彼にとっては「実存主義的‐現象学的人間学」として位置づけられ、従来の精神病理学に対する反省、つまりクレペリン以来の自然科学主義、いわゆる客観主義に対する批判が、レインの方法論的な出発点になっている。

以上に要約したようなレインの目的および方法論に対応して、本書の構成は三部に分かれている。つまり、第一部は従来の精神病理学に対する批判、およびレイン自身の実存主義的‐現象学的方法論を展開して、序論的な部分を構成し、第二部においていわゆる統合失調気質の基本的な構造がレイン独自の分析を受ける。そしてこの第二部における議論は本書の中心でもあり、最も精彩に富むところでもある。正気の統合失調気質から狂気の統合失調症へという、いわば悲惨なる門出につれて、議論は第三部へと進み、真正の統合失調症の世界の構造とその意味が語られるのである。

さて、従来のいわゆる自然科学的な精神病理学に対して、レインは主として二つの点に批判を加えている。

第一の批判は、その用語の抽象性、あるいは還元的性格に対する批判である。これらの用語は人間を他者あるいは世界から孤立したものとして扱い、他者あるいは世界との実存的な関係のうちに人間を見ようとせず、しかもこの孤立した存在の諸相を誤って実体化する。そこで、我と汝という根源的な関係の代わりに、孤立した個人を取り上げ、その諸相を「エゴ」、「スーパーエゴ」、「イド」などへと概念化する。しかし人間をこのようにバラバラに分解してしまっては全体としての人間は捉えられないだろう。レインによれば、このようにして見られた人間は、粉々になったハンプティ・ダンプティであって、いくらハイフンを使って複合語を造ってみても、もはや元の姿には戻らない。全体としての人間を見失ったこのような理論、レインの皮肉な言葉で言えば、統合失調気質と同類の理論が生まれてきた根拠はどこにあるのか。自己自身を自動装置やロボットや機械部品の集合と考えるような人間が狂気とみなされるのに、人間を自動装置やロボットのごとくにみなすこのような理論が狂気でないと言えるのか。レインは、このような理論が生まれる根底には、患者をひとりの人格としてではなく、一個の物として見る態度があることを指摘する。われわれは中立的であることはできない。いかなる場合にも、ある態度を選び取らねばならない。ひとりの患者を人間としてあるいは人格として捉えるのか、一個の「物」として捉えるのか、中立はありえない。そして、このそもそもの態度決定が精神病理学の理論全体の基本的性格を決定してしまう。レインは、クレペリン以来ある意味ではフロイトにも見られる自然科学主義の根本的欠陥として、以上のような点を挙げている。これが伝統的な精神病理学に対するレインの第一の批判である。

　第二の批判は、従来の精神病理学に見られる、いわゆる「人格侮辱の言葉」に関するものであるが、これはある意味では、第一の人間学的批判からおのずと派生してくるものでもある。すなわち、精神病を適応の失敗とか、現実の喪失とか、分別の欠如などとして捉える姿勢に対する批判である。精神的に病んでいる人間は人格的に劣悪なのか。レインは、狂気のうちに、むしろ患者にとっての実存的真理そのものを見ようとする。まるであら探しでもするかのように精神病の徴候を探したり、それを医者の側の理論に合うように分類してみせたりすることではなく、精神的に病んでいるひとりの人間の世界のあり方を、そのまま全体として了解することが問題であろう。統合失調症における分裂という現実を、ただ無意味な分裂として捉えるのではなく、そこにひとつの意味深い、それなりの統一をもった世界を見るという点において、レインの立場は、ビンスワンガーやメダルト・ボスなどのいわゆる現存在分析派の態度でもある。

患者を世界の意味連関から切り離された、孤立した存在として捉えることができないのと同様に、その患者と相対する精神科医も、完全に宙に浮いた存在として、客観的に世界の外から患者をながめることはできない。精神科医は自分だけは世界から身を隠し、ただながめるだけの存在になろうとする。しかしここに根本的な欺瞞がある。ここに狂気の理論が、理論の狂気となる可能性がある。精神科医も否応なく世界の内にある。ながめるものは同時にながめられている。精神科医の行動そのものが患者の行動を規定する。「患者の行動というものは、ある程度精神医学者の行動の関数である」。クレペリンの臨床報告を批判しつつ、レインはこの事態の重さを再確認し、それを引き受けることから出発しようとする。統合失調症はあくまでも人間的な病いであり、人と人との間の病いである。このように精神医学を「対人関係の科学」と捉える点では、レインは新フロイト派すなわちエーリヒ・フロム、フリーダ・フロム＝ライヒマン、ハリー・スタック・サリヴァンなどの線上にいるということができる。

このように、精神の病いをあくまでも人間的な状況のなかで捉えようとするレインにとっては、正気あるいは狂気は「その一方が常識的にいって正気である二人の間での、順接と逆接の程度」として端的に語られる。

以上のような基本的立場に立つレインは、統合失調気質あるいは統合失調症という精神のあり方に対して、その構造を具体的にどのように捉えていくのか。以下簡単にその骨子をみてみよう。

彼はまず人間存在のあり方の構造としての「基本的実存的位置」を、「存在論的安定」と「存在論的不安定」とに分けることから出発する。普通の幼児は、生物学的誕生の後、驚くべき早さで自己を現実的で生きたものとして感じるようになり、時間的にひとつの連続性をもち、空間的に一定の場所を占めるものとしての感覚をもつようになる。それと同時に他者をも現実的で生きたものとして経験するようになる。かくして彼は、自己の存在を現実的な生きた全体として、世界の他のものとは違ったあるものとして経験する。彼のアイデンティティおよび自律性には疑問の余地すらない。こうして彼はレインの言う「存在論的安定」の堅固な核を獲得するわけである。しかし、人はつねに以上のような道を進むとはかぎらない。ある人は自己を非現実的な、死んだものとして感じるかもしれない。彼には時間的連続性、人格的一貫性に関する感覚が欠けているかもしれない。あるいは自己を、自分の肉体から遊離したものと感じているかもしれない。このような人は、安心して世界の内に生きることもできないし、自己自身においても安らぐことができない。「存在論的安定」の位置に達した人にとっては、日常的な状況は何の脅威でもなく、他人との関わりは、基本的には喜ばしいものであるが、このような基盤に達していない人にとっては、日常的な状況そのものが彼の実存にとっての絶えざる脅威であり、彼の安定性の低い敷居を脅《おびや》かすのである。他人との関わりも、彼にとっては喜ばしいものではなく、彼はむしろ自己を維持することに専心しなければならなくなる。このような人にとっては、自己および他者の現実性、アイデンティティ、自律性は決して自明のことではなく、彼は現実的になる方法を工夫し、自己を失うまいと努力しなければならない。レインは、存在論的に不安定な人間の不安として、基本的に三つの形式を挙げている。すなわち、「呑み込み」、「爆入」、「石化」の不安である。

　呑み込みの不安とは何か。存在論的に不安定な人にとっては、他者との関わりがアイデンティティの喪失という恐怖を与えるのである。理解されること、愛されること、あるいはただ見られることすら、彼にとっては捕えられること、包みこまれること、呑み込まれることを意味する。相手に完全に理解されることは、相手に完全に呑み込まれ、自己を失うことなのである。したがって彼の逃げ道は完全な「孤立」しかない。自己でありつつ同時に他者に依存するという弁証法的な関係は彼にはありえない。彼にとっては、完全に相手に呑み込まれてしまうか、完全に孤立して他者との関わりを絶ってしまうか、二つにひとつしかないのである。

　次に爆入の不安とは何か。存在論的に不安定な人は自己を空虚なものと感じている。彼はこの空虚さが満たされることを願いながらも、同時にそれを恐れているのである。なぜなら、彼は空虚であることにおいてのみ、自己自身であることができると考えているからだ。したがって、圧倒的な現実が彼の内に殺到してくるということは、彼の自己があとかたもなく消されてしまうことを意味する。レインはこれを高圧ガスが真空を満たす様子にたとえて、爆入の不安と呼ぶのである。

最後に石化とは何か。これは生きた人間から死んだ「物」へ、石へ、あるいは自律性のないロボットへと変えられることへの不安である。彼はつねに他人によって石に変えられること、すなわち非人格化される危険を感じている。なぜなら彼の不安定な自律性あるいは主体性は、他人に「物」として扱われると「血の気が引くように無くなってしまう」からである。すなわち、他人の主体の対象になるということが、自分が単なる物になってしまうという恐怖を与えるのである。こうなると、他者が自分に対してかくかくのことをするからではなく、ただ他者が存在するがゆえに、それが自己に対する脅威となるのである。この石化の恐怖に対して、彼は同じ石化をもって応える。たとえばある人は、自分を大海に浮かぶ木片だという。これ以上安全なものがあろうか。このように自分自身を先取り的に石化するのである。みずから石になることによって、他人による石化を不可能とし、みずから死んだ物になることによって、死を逃れるのである。死んでいる物は殺される心配はない。彼の第二の防衛方法は、自己自身をではなく、相手を石化することである。彼は自分の妻を「彼女」と呼ばずに「それ」と呼ぶ。彼はひそかにメドゥーサの頭を相手に向けることによって、敵の武装を解除してしまう。人格としての他者を破壊することによって、彼から武器を取り上げてしまうのである。自分を呑み込もうとする相手の生気、自己の空虚へと爆入しようとする相手の現実性、自分を単なる物にしてしまう相手の主体性、これらの武器を根こそぎにする方法として、相手を非人格化し石化するのだ。

さて以上のように呑み込み、爆入、石化などの不安、恐怖につきまとわれる存在論的に不安定な人は、自己自身に対していかなる関係をもつようになるか、このような人の自己の構造はいかなるものに進展していくか、これが第二部におけるレインの問題である。

存在論的に不安定な人は自己自身を精神と肉体とに引き裂かれたものとして経験し、特に精神の方に自己を同一化するようになる、というのがレインの基本的なテーゼである。そしてここに狂気としての統合失調症へと行きつく可能性が芽ばえる。

普通の（正常な）人間は、自己をその肉体と結びついたものとして経験する。肉体が現実的に生きていれば、自己もまた現実的に生きている。大抵の人は肉体とともに生まれ肉体とともに死んでいくと感じている。このような自己のあり方を、レインは「肉化された自己」と呼ぶのであるが、一方、肉体から切り離されたものとして経験される自己は、「肉化されざる自己」と呼ばれる。そしてこの場合には、肉体は自己存在の核としてよりも、むしろ世界における対象的存在のひとつとして感じられる。肉体は真の自己の核ではなく、偽りの自己の核となり、真の内的な自己は、それを外からながめる立場に立つようになる。自己に対するこのような捉え方は普通の人間にもありうる。たとえば、強姦される少女が自分の肉体から抜け出て、あるいは自分の肉体を見捨てることによって、そのいまわしい事実を本当の自分の体験から締め出そうとするのも、一種の「肉化されざる自己」の立場である。また、汚れた臭いのする満員電車の吊革にぶら下がって、肉屋の冷凍室に吊られている豚の肉塊のように運ばれているときに、窓に映って電車の外に浮き出ている自分の姿に真の自己の位置を求め、その視点からみじめな肉塊としての現実の自己をながめるとき、私は明らかに「肉化されざる自己」となっている。しかし正常な人間の場合、このような精神と肉体との分離は一時的なものであり、危機的な事態が過ぎてしまえば、再びもとの「肉化された自己」に戻るのが普通である。しかし統合失調気質においては、肉体からの真の自己の分離は、危機的状況における一時的現象ではなく、「肉化されざる自己」が常態的となっているのである。かくして真の自己は肉体的な行動を通して外に現れることはない。それはまた直接的に現実界に関わることもしない。真の自己はいわば仮面の陰に潜んでいるのであるが、この真の自己の身代わりとして、肉体を通して現実界に関わるのが「偽りの自己」、あるいは「偽自己‐体系」と呼ばれるものである。統合失調気質の自己は、真の自己すなわち内的自己と、仮面的な偽りの自己とに分裂している。すなわち内的自己は肉体を離れ現実を超越することによって、呑み込みや爆入といった現実からの脅威を逃れようとする。しかし自己と他者との交わりが、偽りの自己を通してしか成り立ちえない以上、世界は非現実的なものとなり、偽りの自己の行為はすべて贋物《にせもの》で無意味なものと感じられるようになる。真の自己にとっては、他者との創造的な関係は不可能となる。しかし、他者との現実的な交わりから身を引くのに反比例して、内的自己はそれ自身との誠実な関係を深める。他者に対してはすべてが隠されねばならないが、それ自身に対しては何物も隠されてはならない。内的自己は「自分を自己自身に関係せしめる関係」になろうとするのである。内的自己は空想の世界に生き、そこでは万能である。彼は直接的には自己のイメージのみを相手とするのであるが、このように空想界にのみ生きる人は、みずからが非現実的となるというところにディレンマがある。もろい自己を守るために、偽りの自己に現実をまかせた内的自己は、そのためにかえって生気を失い、干からびてしまうのだ。現実の侵入から内的自己を守るために張りめぐらした城壁が、同時に現実の豊かさから内的自己を隔絶する鉄格子の役割を演じて、内的自己を死に追いやるのである。

次に、現実を受けて立つべき偽りの自己、より正確には現実を受け流す役をまかされた偽りの自己について、レインの考察をみてみよう。正常な人間でも仮面をかぶることはあり、偽りの仮面はヒステリーにも見られる。それでは統合失調気質の仮面の特異性はどこにあるのか。第一に、彼の場合には偽りの自己の行動は強迫的であって、受身的である。第二に、ヒステリーの場合には自分ではその価値を否定しつつも、その仮面によって目的を達成しているのに対して、統合失調気質の場合には、偽りの自己は内的自己の満足を達成する手段としては働かない。いくら偽りの自己が外面的に適応しても、内的自己は依然として餓えているのである。

偽りの自己の特徴はその従順さにある。それは他者の意志や期待（と思われるもの）に全く従順であり、この子は無口だと母親が言っているのを聞くと、強迫的に無口な子供として振舞わざるをえない。そして偽りの自己の現れとしての外面的行動は、全く正常であることが多い。しかしこの外見はますますステレオタイプなものになってゆくのである。他人の意志に対するこの従順さが極端になると、反響行為症、反響言語症、蠟屈症などの形を取るというのがレインの解釈である。

統合失調気質に特徴的な現象として、「自意識」の問題がある。これはもちろん正常な人間にも見られることであるが、統合失調気質においては、それは特に強く、いくぶん強迫的な性質を帯びているのである。存在論的に不安定な人においては自意識は二重の役割を果たしている。

第一に、自己を意識すること、および他人が自分を意識することを知ることは、自己の実存を確証する手段となる。すなわち、彼は独力であるいは内発的に自分の現存を確信することができない。自分が現実の世界に他人と共に生き生きと存在しているのだ、という確信が欠如しているのである。そこで彼は、自己を現実的な世界における対象と感じることによって、この確信を得ようとするのである。すなわち、非現実的な自己を現実的な他者の対象にすることによって、現実感を獲得するのである。「他人に見てもらうことが私の人生の目的です」。

さて、自意識にはもうひとつ別の面がある。すなわち、可視的な対象であるということは、絶えざる危険に身を晒すということでもある。この意味では自意識とは、単に可視的であることによって自分が危険に晒されていることを意識することでもある。生物学的に言っても、自分の姿を見られるということは、それだけ攻撃される危険を増すことである。擬態というものはこの危険に対する防衛手段と見ることができる。存在論的に不安定な統合失調気質の場合には、自己を見通されることに対する恐怖は非常に鋭い形で感じられ、そのアイデンティティや現実性までも危うくされるのであるから、なんらかの防衛手段を講ずることは一層深刻な要請となる。ここには大きなディレンマがある。彼は自己の現実感やアイデンティティ感を維持するために、現実的な他者によって見られ認められる必要がある。一方それと同時に、他者のまなざしは彼の現実性やアイデンティティを脅かす。このディレンマを解決する手段として、前にも述べた秘密の内的自己と外面的な偽自己－体系とが想起されるだろう。このようにして彼は他者に見られると同時に、他者の目から身を隠す。真の自己を隠そうとすればするほど、偽りの自己を目立たせる。それはますます強迫的となり、彼はひどい露出狂のように思われてくる。しかし実はその正反対なのであって、彼は決して自己を表に現さないのである。彼は自己（偽りの自己）に他人の視線を集め、同時に自己（内的自己）から他人の視線をそらせているのである。

このような一応正気の段階にある統合失調気質から、狂気としての統合失調症へと一線を越える過程はどのようなものであろうか。すでに見てきたように、実存的に不安定な位置にしか達していない自己は、そのアイデンティティあるいは自律性を維持し、現実世界による脅威から身を守るために、他者との直接的な関係から自分を切り離し、自己自身の対象になろうとした。それと同時に自己はみずからの現実感を維持できなくなってくるのは仕方のないことである。偽りの自己の陰に隠れて生きのびるというせっかくの名案も、肝心の内的自己から生気を奪うことになってしまう。かつての頼りないアイデンティティや自律性すら危うくなってくる。内的自己はますます空想的となり、幻影のみを相手とする貧しい存在となる。その空想的万能は現実的不能に他ならず、その自由さは空虚の中の自由さでしかない。それは現実界から養分を受けずに干からびていく。かくして、はじめは単なる隠れみのにすぎなかった偽自己-体系がますます拡大し、すべてがこの体系に属するもののように思われてくる。そしてこの仮面が独り立ちするようになり、その行動は強迫的なものとなって、自分ではどうすることもできない。偽自己-体系に属するものはますます創造的な生命を失い、機械的となっていく。失われていく現実的な生命感を経験するために、たとえば激しい苦痛や恐怖に身を晒すという方法がとられる。ある統合失調症の女性はタバコの火を手の甲に押しつけたり、髪の毛をゆっくりと引き抜いたりする。こうして現実的な手ごたえを感ずることができるのである。しかし、このような試みも結局はうまくいかず、「現実が私から遠ざかっていく。私の手に触れるもの、私が考えること、私の会う人などは、すべて私が近づいてゆくとたちまち非現実的なものになる……」。

こうなると後には二つの道しか残されていない。すなわち、しゃにむに自己自身になるか、自己を殺してしまうかである。しかし、どちらも徹底して行なえば完全な狂気へと行きつく他はないとレインは言う。たとえば内的自己は、偽りの自己による外面的な正常さ、あるいは外面的な適応を、次第に恥ずべきあるいは馬鹿げた偽装と考えるようになる。そこで彼は思いきって自己になろうとする。すなわち、もっぱら空想界にあった内的自己がその閉鎖性から脱し、偽装をやめ、正直に本当の自分を表に現し、ありのままの自分の姿を他人に見せたいという欲求を抱くようになる。突然に仮面をかなぐり捨てること、ここにレインは急性の精神病の発病を見ている。さらにレインは、治ったといわれる精神病者の多くは、一度ぬぎ捨てた仮面を再び拾ったに過ぎないことが多いとも言っている。

統合失調症患者はまた、自分は自殺したとよく言う。もちろん喉を切ったりするわけではない。彼はその肉体をではなく、自己そのものを殺すのである。「存在を維持する手段として存在を否定する」のである。殺されないために自己を殺し、生きるためにみずから死ぬのである。統合失調気質の脆《もろ》いアイデンティティや自律性すら失われ、多くの「私」や「彼」、「彼女」が跳梁する。「現実の輩が空想の庭に入りこみ、亡霊たちが現実の街をさまよう」。かくして彼は「混沌たる非存在」としての、真正の統合失調症へと追い込まれてゆくのである。

　以上に述べたような過程、すなわち存在論的不安定から始まって混沌たる非存在へと至る過程、レインが「了解の地平」にもたらさんとしたのは、まさにこのことに尽きると言ってもよい。しかし以上のようなレインの見解を、あまりに単純化して捉えてはならない。すなわち、存在論的不安定という位置に立つ人間が、その不安を克服するために偽自己－体系を発達させ、この偽自己－体系がひとり歩きを始めるようになり、それによって内的自己はますます貧しくなり、追いつめられた内的自己は混沌たる非存在の中へともぐり込むのであるが、レインの示したこの系列を唯一の必然的な方向と考えてはならない。レインはそのような宿命論を展開しているのではない。彼はこの過程を、確かに可能な系列として示しているのである。ただ、存在論的不安定という同じ実存的位置から出発しながらも、なぜ「狂気」の方向を取るものと「正気」の方向を取るものがあるのかという点に関しては、レインが多くを語っていないのは確かである。この点に関して、レインの脳裡には個人的および社会的な意味での「愛」の問題が描かれていたのではないかというのが、本書の行間から訳者が感じたところである。

なおレインの著書としては、この他に以下の書がある。

*The Self and Others*. London: Tavistock, 1961.

*Sanity, Madness and the Family*. Vol. I. *Families of Schizophrenics*. London: Tavistock, 1964.（A. Estersonとの共著）

*Reason and Violence: A Decade of Sartre's Philosophy, 1950-1960*. London: Tavistock, 1964.（D. G. Cooperとの共著）

*Interpersonal Perception: A Theory and a Method of Research*. London: Tavistock, 1966.

*The Politics of Experience and the Bird of Paradise*. Harmondsworth: Penguin, 1967.

*The Politics of the Family*. Toronto: Canadian Broadcasting Corp., 1969.

さらに邦訳されているものとしては、『解放の弁証法』（せりか書房）のなかに、「明白なもの」と題する発言が訳出されている。

一九七〇年十一月十八日

天野　衛

# 文庫版訳者あとがき

一九七一年に翻訳出版した初版（せりか書房）の「訳者あとがき」では、本書の解説をかねて、主に論旨について小生なりの要約をしました。

したがってここでは、本書と小生との出会い、翻訳出版の経緯、今回の文庫化における改訳、などについて述べさせてもらいます。

本書との出会いですが、当時、一九六八年から全共闘運動に参加して、主に学問のあり方をめぐって東大当局・文学部教授会との闘争に明け暮れておりました。その過程でアカデミズムに絶望し、一九七〇年に大学院（西洋哲学科）を退学したのでした。そして同志たちと私塾を立ち上げた頃、仲間のヘーゲル研究者・長谷川宏から翻訳を勧められたのが、本書とのそもそもの出会いでした。原書を一読してその魅力にひかれ、迷うことなく翻訳を即断しました。つとに変人として知られた著者のR・D・レインがグラスゴー大学を退職し、自宅で患者と交流するという独特の精神医療を実践している姿勢に、親近感を覚えた訳です。そして何よりも、小生の個人的経験として、進学校に在籍していたにもかかわらず、受験一辺倒の校風にどうしても馴染めず、当時は「不登校」という言葉はありませんでしたが、自然に高校から足が遠ざかり、街を彷徨《さまよ》ったり、自宅で哲学や文学の世界を逍遥したりしていたのです。その結果、変人扱いはともかく、狂人の噂まで立つ始末でした。そんな体験を抱えていたこともあって、レインの「正気と狂気に関する実存主義的研究」が小生の琴線に触れたのは、当然の成り行きでした。本書の翻訳には自分こそが相応しいと奮い立ったのでした。

そして今回、初版から四十年以上も経った今年の七月、たまたま小生の翻訳に目をとめられた筑摩書房の田所健太郎さんから突然の連絡があり、本書を「ちくま学芸文庫」に収録したいとの由、ひどく面食らった次第です。久し振りに拙訳に目を通してみたところ、案の定、若造らしい気負いが目に付き、赤面させられました。という訳で、これを機会に改訳できればありがたいと思い、たまたま余命宣告を受けた直後でもありましたので、最期の仕事として引き受けさせてもらいました。それには、不登校の若者たちを対象とした予備校ＣＯＳＭＯに小生も参加し、レインのいう統合失調気質と思われる者も含めて、実に魅力的な若者たちと出会った、という背景も大きく影響しています。

ここで改訳について断っておかなければならない点が二つあります。第一点は原著者の名前の日本語表記についてです。スコットランド生まれのR. D. Laingを、初版では「レイング」としたのですが、現在は「レイン」とするのが一般的で、「レイング」ではネットの検索などに引っかからないという編集者の指摘もあり、「レイン」に変更しました。

第二点は本書のキーワードである schizoid と schizophrenia の訳語です。初版では、当時の慣例に従って、それぞれ「精神分裂病質」「精神分裂病」としていたのですが、この用語には差別的な意味が付きまとうという患者家族会の申し入れもあって、二〇〇二年の日本精神神経学会において、それらの用語をそれぞれ「統合失調気質」「統合失調症」とする旨が決議されたので、改訳でもそれを踏襲することにしました。

最後に、本書の翻訳の機会を作ってくれた長谷川宏、われらが私塾の生徒・OB・OGたち、小生の人間観を深化させてくれたCOSMOの若者たち、なかでも未《いま》だに交流のあるOB・OGたち、絶版になって久しい本書に目をとめてくれた編集者の田所健太郎さん、以上の方々に心から感謝を申し上げたいと思います。ありがとう。

二〇一六年九月一日

天野　衛

SULLIVAN, H. S. (1962). *Schizophrenia as a Human Process*. New York: W. W. Norton & Co.［ハリー・スタック・サリヴァン『分裂病は人間的過程である』中井久夫他訳，みすず書房，1995年］

TILLICH, P. (1944). 'Existential philosophy'. *J. Hist. Ideas* 5, 44.

TILLICH, P. (1952). *The Courage to Be*. London: Nisbet.［パウル・ティリッヒ『生きる勇気』大木英夫訳，平凡社ライブラリー，1995年］

TRILLING, L. (1955). *The Opposing Self*. London: Secker & Warburg.［トリリング『自我の反逆——現代欧米小説論』川成・中村訳，泰文堂，1974年］

WEIGERT, E. (1949). 'Existentialism and its relations to psychotherapy'. *Psychiatry* 12, 399.

WELLEK, A. (1956). 'The phenomenological and experimental approaches to psychology and characterology'. In David, H. P. and von Bracken, H. (eds.), *Perspectives in Personality Theory*. NewYork: Basic Books.

WINNICOTT, D. W. (1958). *Collected Papers*. London: Tavistock.［ウィニコット『小児医学から精神分析へ——ウィニコット臨床論文集』『児童分析から精神分析へ——ウィニコット臨床論文集２』北山修監訳，岩崎学術出版社，1989, 90年］

WYNNE, L. C, RYCKOFF, I. M., DAY, J., and HIRSCH, S. (1958). 'Pseudo-mutuality in the family relations of schizophrenics'. *Psychiatry* 21, 204.

*Schizophrenics*. New York: International Universities Press.
RUMKE, H. C. (1950). 'Signification de la phénoménologie dans l'étude clinique des délirants'. In *Psychopathologie des délires*. Congrès Internat. de Psychiatrie, Paris: Hermann. (French, p. 125; English, p. 174)
SARTRE, J.-P. (1950). *Psychology of Imagination*. London: Rider. [サルトル『サルトル全集 第12巻　想像力の問題』平井啓之訳，人文書院，1955年]
SARTRE, J.-P. (1956). *Being and Nothingness*. Trans. Barnes, H. London: Methuen. [サルトル『存在と無』全三巻，松浪信三郎訳，ちくま学芸文庫，2007, 08年]
SCHREBER, D. P. (1955). *Memoirs of my Nervous Illness*. Trans. Macalpine, I., and Hunter, R. A. London: Dawson. [D・P・シュレーバー『シュレーバー回想録――ある神経病者の手記』尾川・金関訳，平凡社ライブラリー，2002年]
SCOTT, C. (1949). 'The "body-scheme" in psychotherapy'. *Brit. J. Med. Psychol.* 22, 139.
SEARLES, H. F. (1958). 'Positive feelings in the relationships between the schizophrenic and his mother'. *Int. J. Psycho-Anal.* 39, 569.
SÉCHEHAYE, M. A. (1950). *Autobiography of a Schizophrenic Girl*. Trans. Rubin-Rabson, G. New York: Grune & Stratton, 1951. [セシュエー『分裂病の少女の手記』村上・平野訳，みすず書房，1955年]
SÉCHEHAYE, M. A. (1951). *Symbolic Realization: a New Method of Psychotherapy Applied to a Case of Schizophrenia*. New York: International Universities Press.
SÉCHEHAYE, M. A. (1956). *A New Psychotherapy in Schizophrenia*. New York: Grune & Stratton.
SEGAL, H. (1954). 'A note on schizoid mechanisms underlying phobia formation'. *Int. J. Psycho-Anal.* 35, 238.
SONNEMAN, U. (1954). *Existence and Therapy: an Introduction to Phenomenological Psychology and Existential Analysis*. New York: Grune & Stratton.

LAING, R. D. and COOPER, D. G. (1964). *Reason and Violence: A Decade of Sartre's Philosophy, 1950-1960.* London: Tavistock. [R・D・レイン，D・G・クーパー『理性と暴力――サルトル哲学入門』足立和浩訳，番町書房，1973年]

LIDZ, T. (1958). 'Schizophrenia and the family'. *Psychiatry* 21, 20.

LIDZ, T., CORNELISON, A., TERRY, D., and FLECK, S. (1958). 'The intra-familial environment of the schizophrenic patient: VI The transmission of irrationality'. *A.M.A. Arch. Neur. & Psychiat.* 79, 305.

MACMURRAY, J. (1957). *The Self as Agent.* London: Faber & Faber.

MAY, R., ANGEL, E., and ELLENBERGER, H. F. (eds.) (1958). *Existence: A New Dimension in Psychiatry and Psychology.* New York: Basic Books. [ロロ・メイ他編『実存――心理学と精神医学の新しい視点』伊東・浅野・古屋訳，岩崎学術出版社，1977年]

MERLEAU-PONTY, M. (1962). *The Phenomenology of Perception.* London: Routledge & Kegan Paul. [メルロ＝ポンティ『知覚の現象学』1・2，竹内・小木・木田・宮本訳，みすず書房，1967, 74年]

MERLEAU-PONTY, M. (1963). *The Structure of Behaviour.* Boston: Beacon Press. [メルロ・ポンティ『行動の構造』滝浦・木田訳，みすず書房，1964年]

MINKOWSKI, E. (1927). *La Schizophrénie.* Paris: Payot, 1953. [ミンコフスキー『精神分裂病――分裂性性格者及び精神分裂病者の精神病理学』村上仁訳，みすず書房，1954年]

MINKOWSKI, E. (1933). *Le Temps vécu.* Paris: Artrey, Coll. de l'évolution psychiatrique. [E・ミンコフスキー『生きられる時間――現象学的・精神病理学的研究』1・2，中江・清水・大橋訳，みすず書房，1972, 73年]

MINKOWSKI, E. (1948). 'Phénoménologie et analyse existentielle en psychopathologie'. *Evol. Psychiat.* 4, 137.

PERRY, J. W. (1953). *The Self in Psychotic Process: its Symbolization in Schizophrenia.* University of California Press.

REDLICH, F. C. and BRODY, E. R. (eds.) (1952). *Psychotherapy with*

HEIDEGGER, M. (1949). *Existence and Being*. London: Vision Press.

HEIDEGGER, M. (1962). *Being and Time*. London: SCM Press.［マルティン・ハイデッガー『存在と時間』上・下，細谷貞雄訳，ちくま学芸文庫，1994年］

HESSE, H. (1964). *Steppenwolf*. London & New York: Holt, Reinhart, & Winston Edition 122 (J. Mileck & H. Frenz, (eds.) Rev. of trans. by B. Creighton).［ヘルマン・ヘッセ『荒野のおおかみ』高橋健二訳，新潮文庫，1971年］

HILL, L. B. (1955). *Psychotherapeutic Intervention in Schizophrenia*. Chicago: University of Chicago Press.

JACKSON, D. D. (1957). 'The question of family homeostasis'. *Psychiat. Quart.* (suppt.) 31, 79.

JACKSON, D. D. (1957). 'A note on the importance of trauma in the genesis of schizophrenia'. *Psychiatry* 20, 181.

KAPLAN, B. (ed.) (1964). *The Inner World of Mental Illness*. New York: Harper & Row.

KIERKEGAARD, S. (1954). *The Sickness unto Death*. Trans. Lowrie, W. New York: Doubleday.［セーレン・キルケゴール『死にいたる病』桝田啓三郎訳，ちくま学芸文庫，1996年］

KLEIN, M. (1946). 'Notes on some schizoid mechanisms'. *Int. J. Psycho-Anal.* 27, 99.

KNIGHT, R. P. (1953). 'Borderline states'. *Bull. Menninger Clinic* 17, 1.

KRAEPELIN, E. (1905). *Lectures on Clinical Psychiatry*. 2nd. rev. ed. London: Bailliere, Tindall & Cox.

KUHN, R. (1957). *Phénoménologie du masque*. Trans. Verdeaux, J. Paris: Desclée de Brouwer.

LAING, R. D. (1961). *The Self and Others*. London: Tavistock.［R・D・レイン『自己と他者』志貴・笠原訳，みすず書房，1975年］

LAING, R. D. and ESTERSON, A. (1964). *Sanity, Madness and the Family*. Vol. I. *Families of Schizophrenics*. London: Tavistock.［R・D・レイン，A・エスターソン『狂気と家族』笠原・辻訳，みすず書房，1972年］

BYCHOWSKI, G. (1952). *Psychotherapy of Psychosis.* New York: Grune & Stratton.

DEUTSCH, H. (1942). 'Some forms of emotional disturbances and their relationship to schizophrenia'. *Psychoanal. Quart.* II, 301.

DOOLEY, L. (1941). 'The concept of time in defence of ego integrity'. *Psychiatry* 4, 13.

FAIRBAIRN, W. R. D. (1952). *Psychoanalytic Studies of the Personality.* London: Tavistock.［フェアベーン『人格の精神分析学的研究』山口泰司訳，講談社学術文庫，1995年］

FAIRBAIRN, W. R. D. (1954). 'Observations on the nature of hysterical states'. *Brit. J. Med. Psychol.* 27, 105.

FARBER, L. H. (1958). 'The therapeutic despair'. *Psychiatry* 21, 7.

FEDERN, P. (1955). *Ego Psychology and the Psychoses.* London: Basic Books.

FREUD, S. (1920). *Beyond the Pleasure Principle.* London: Hogarth, 1950, pp. 12-14.［フロイト「快原理の彼岸」須藤訓任訳，『フロイト全集 17』岩波書店，2006年］

FROMM-REICHMANN, FRIEDA (1952). 'Some aspects of psychoanalysis and schizophrenics'. In REDLICH, F. C. and BRODY, E. R. (eds.), *Psychotherapy with Schizophrenics.* New York: International University Press.

GOFFMAN, E. (1961). *Asylums.* New York: Anchor Books.［E・ゴッフマン『アサイラム——施設被収容者の日常世界』石黒毅訳，誠信書房，1984年］

GUNTRIP, H. (1952). 'A study of Fairbairn's theory of schizoid reactions' . *Brit. J. Med. Psychol.* 25, 86.

HAYWARD, M. L. and TAYLOR, J. E. (1956). 'A schizophrenic patient describes the action of intensive psychotherapy'. *Psychiat. Quart.* 30, 211.

HEGEL, G. W. F. (1949). *The Phenomenology of Mind.* Trans. Baillie, J. B. London: Allen & Unwin. 2nd ed. rev.［ヘーゲル『精神現象学』長谷川宏訳，作品社，1998年］

# 参考文献


ARIETI, S. (1955). *Interpretation of Schizophrenia.* New York: Brunner.［アリエティ『精神分裂病の心理』加藤・河村・小坂訳，牧書店，1958年］

BATESON, G., JACKSON, D. D., HALEY, J., and WEAKLAND, J. (1956). 'Toward a theory of schizophrenia'. *Behav. Sci.* 1, 251.

BATESON, G. (ed.) (1961). *Percival's Narrative.* Stanford University Press.

BECKETT, S. (1956). *Waiting for Godot.* London: Faber & Faber.［サミュエル・ベケット『ゴドーを待ちながら』安堂・高橋訳，白水Uブックス，2013年］

BINSWANGER, L. (1963). *Being-in-the-world.* New York: Basic Books, Inc.

BOSS, M. (1949). *Meaning and Content of Sexual Perversions.* New York: Grune & Stratton.［メダルト・ボス『性的倒錯——恋愛の精神病理学』村上・吉田訳，みすず書房，1957年］

BOSS, M. (1957). *Analysis of Dreams.* London: Rider.［メダルト・ボス『夢——その現存在分析』三好・笠原・藤縄訳，みすず書房，1970年］

BRIERLEY, MARJORIE (1951). *Trends in Psycho-Analysis.* London: Hogarth.

BULTMANN, R. (1955). *Essays: Philosophical and Theological.* London: SCM Press.

BULTMANN, R. (1956). *Primitive Christianity in its Contemporary Setting.* London: Thames & Hudson.

BULLARD, D. M. (ed.) (1959). *Psychoanalysis and Psychotherapy: Selected Papers of Frieda Fromm-Reichmann.* Chicago: University of Chicago Press.

本書は、一九七一年五月、せりか書房より、R・D・レイング著『狂気の現象学——引き裂かれた自己』（「せりか叢書 18」）として刊行された。文庫化に際しては、新たに「ペリカン版への序文」を訳出し、全面的な改訂を施したうえで、タイトル等を改めた。

**フラジャイル**　松岡正剛

なぜ、弱さは強さよりも深いのか？　薄弱・断片・あやうさ・境界・異端……といった感覚に光をあて、「弱さ」のもつ新しい意味を探る。（高橋睦郎）

**言葉とは何か**　丸山圭三郎

言語学・記号学についての優れた入門書。ソシュール研究の泰斗が、平易な語り口で言葉の謎に迫る。術語・人物解説、図書案内付き。（中尾浩）

**戦争体験**　安田武

わかりやすい伝承は何を忘却するか。戦後における戦争体験の一般化を忌避し、矛盾に満ちた自らの体験の「語りがたさ」を直視する。（福間良明）

**〈ひと〉の現象学**　鷲田清一

知覚、理性、道徳等。ひとをめぐる出来事は、哲学の主題と常に伴走する。ヘーゲル的綜合を目指すのでなく、問いに向きあいゆるやかにトレースする。

**モダニティと自己アイデンティティ**　アンソニー・ギデンズ　秋吉美都／安藤太郎／筒井淳也訳

常に新たな情報に開かれ、継続的変化が前提となる後期近代で、自己はどのような可能性と苦難を抱えるか。独自の理論的枠組を作り上げた近代的自己論。

**ありえないことが現実になるとき**　ジャン＝ピエール・デュピュイ　桑田光平／本田貴久訳

なぜ最悪の事態を想定せず、大惨事は繰り返すのか。経済か予防かの不毛な対立はいかに退けられるか。認識の根源を問い、抜本的転換を迫る警世の書。

**空間の詩学**　ガストン・バシュラール　岩村行雄訳

家、宇宙、貝殻など、さまざまな空間が喚起する詩的イメージ。新たなる想像力の現象学を提唱し、人間の夢想に迫るバシュラール詩学の頂点。

**リキッド・モダニティを読みとく**　ジグムント・バウマン　酒井邦秀訳

変わらぬ確かなものなどもはや何一つない現代世界。社会学の泰斗が身近な出来事や世相から〈液状化〉の具体相に迫る真摯で痛切な論考。文庫オリジナル。

**社会学の考え方**〔第2版〕　ジグムント・バウマン／ティム・メイ　奥井智之訳

日常世界はどのように構成されているのか。日々変化する現代社会をどう読み解くべきか。読者を〈社会学的思考〉の実践へと導く最高の入門書。新訳。

**コミュニティ**
ジグムント・バウマン
奥井智之 訳

グローバル化し個別化する世界のなかで、コミュニティはいかなる様相を呈しているか。安全をとるか、自由をとるか。代表的社会学者が根源から問う。

**近代とホロコースト〔完全版〕**
ジグムント・バウマン
森田典正 訳

近代文明はホロコーストの必要条件であった――。社会学の視点から、ホロコーストを現代社会の本質に深く根ざしたものとして捉えたバウマンの主著。

**フーコー文学講義**
ミシェル・フーコー
柵瀬宏平 訳

シェイクスピア、サド、アルトー、レリス……。フーコーが文学と取り結んでいた複雑で、批判的で、戦略的な関係とは何か。未発表の記録、本邦初訳。

**ウンコな議論**
ハリー・G・フランクファート
山形浩生訳／解説

ごまかし、でまかせ、いいのがれ。なぜ世の中、こんなものがみちるのか。道徳哲学の泰斗がその正体とカラクリを解く。爆笑必至の訳者解説を付す。

**21世紀を生きるための社会学の教科書**
ケン・プラマー
赤川学 監訳

パンデミック、経済格差、気候変動など現代世界が直面する諸課題を視野に収めつつ社会学の新しい知見を解説。社会学の可能性を論じた最良の入門書。

**世界リスク社会論**
ウルリッヒ・ベック
島村賢一 訳

迫りくるリスクは我々から何を奪い、何をもたらすのか。『危険社会』の著者が、近代社会の根本原理をくつがえすリスクの本質と可能性に迫る。

**民主主義の革命**
エルネスト・ラクラウ／シャンタル・ムフ
西永亮／千葉眞訳

グラムシ、デリダらの思想を摂取し、根源的で複数的なデモクラシーへ向けて、新たなヘゲモニー概念を提示した、ポスト・マルクス主義の代表作。

**鏡の背面**
コンラート・ローレンツ
谷口茂 訳

人間の認識システムはどのように進化してきたのか、そしてその特徴とは。ノーベル賞受賞の動物行動学者が試みた抱括的知識による壮大な総合人間哲学。

**人間の条件**
ハンナ・アレント
志水速雄 訳

人間の活動的生活を《労働》《仕事》《活動》の三側面から考察し、《労働》優位の近代世界を思想史的に批判したアレントの主著。（阿部齊）

**革命について**
ハンナ・アレント
志水速雄訳

《自由の創設》をキイ概念としてアメリカとヨーロッパの二つの革命を比較・考察し、その最良の精神を二〇世紀の惨状から救い出す。（川崎修）

**暗い時代の人々**
ハンナ・アレント
阿部齊訳

自由が著しく損なわれた時代を自らの意思に従い行動し、生きた人々。政治・芸術・哲学への鋭い示唆を含み描かれる普遍的人間論。（村井洋）

**責任と判断**
ハンナ・アレント
ジェローム・コーン編
中山元訳

思想家ハンナ・アレント後期の未刊行論文集。人間の責任の意味と判断の能力を考察し、考える能力の喪失により生まれる〈凡庸な悪〉を明らかにする。

**政治の約束**
ハンナ・アレント
ジェローム・コーン編
高橋勇夫訳

われわれにとって「自由」とは何であるのか——。政治思想の起源から到達点までを描き、政治的経験の意味に根底から迫った、アレント思想の精髄。

**プリズメン**
Th・W・アドルノ
渡辺祐邦／三原弟平訳

「アウシュヴィッツ以後、詩を書くことは野蛮である」。果てしなく進行する大衆の従順化と、絶対的物象化の時代における文化批判のあり方を問う。

**スタンツェ**
ジョルジョ・アガンベン
岡田温司訳

西洋文化の豊饒なイメージの宝庫を自在に横切り、愛・言葉そして喪失の想像力が表象に与えた役割をたどる。21世紀を牽引する哲学者の博覧強記。

**事物のしるし**
ジョルジョ・アガンベン
岡田温司／岡本源太訳

パラダイム・しるし・哲学的考古学の鍵概念のもと、「しるし」の起源や特権的領域を探求する。私たちを西洋思想史の彼方に誘うユニークかつ重要な一冊。

**アタリ文明論講義**
ジャック・アタリ
林昌宏訳

歴史を動かすのは先を読む力だ。混迷を深める現代文明の行く末を見通し対処するにはどうすればよいのか。「欧州の知性」が危難の時代を読み解く。

**時間の歴史**
ジャック・アタリ
蔵持不三也訳

日時計、ゼンマイ、クオーツ等。計時具から見えてくる人間社会の変遷とは？　J・アタリが「時間と暴力」「暦と権力」の共謀関係を大柄に描く大著。

風水　エルネスト・アイテル　中野美代子／中島健訳
中国の伝統的思惟では自然はどのように捉えられているのか。陰陽五行論・理気二元論から説き起こし、風水の世界を整理し体系づける。（三浦國雄）

コンヴィヴィアリティのための道具　イヴァン・イリイチ　渡辺京二／渡辺梨佐訳
破滅に向かう現代文明の大転換はまだ可能だ！　人間本来の自由と創造性が最大限活かされる社会をどう作るか。イリイチが遺した不朽のマニフェスト。

メディアの文明史　ハロルド・アダムズ・イニス　久保秀幹訳
粘土板から出版・ラジオまで。メディアの深奥部に潜むバイアス＝傾向性が、社会の特性を生み出す。大柄な文明史観を提示する必読古典。（水越伸）

重力と恩寵　シモーヌ・ヴェイユ　田辺保訳
「重力」に似たものから、どのようにして免れればよいのか……ただ「恩寵」によって。苛烈な自己無化への意志に貫れた、独自の思索の断想集。ティボン編。

工場日記　シモーヌ・ヴェイユ　田辺保訳
人間のありのままの姿を知り、愛し、そこで生きたい――女工となった哲学者が、極限の状況で自己犠牲と献身について考え抜き、克明に綴った、魂の記録。

青色本　L・ウィトゲンシュタイン　大森荘蔵訳
「語の意味とは何か」。端的な問いかけで始まるこのコンパクトな書は、初めて読むウィトゲンシュタインとして最適な一冊。（野矢茂樹）

法の概念〔第3版〕　H・L・A・ハート　長谷部恭男訳
法とは何か。ルールの秩序という観念でこの難問に立ち向かい、法哲学の新たな地平を拓いた名著。批判に応える「後記」を含め、平明な新訳でおくる。

生き方について哲学は何が言えるか　バーナド・ウィリアムズ　森際康友／下川潔訳
倫理学の中心的な諸問題を深い学識と鋭い眼差しで再検討した現代における古典的名著。倫理学はいかに変貌すべきか、新たな方向づけを試みる。

思考の技法　グレアム・ウォーラス　松本剛史訳
知的創造を四段階に分け、危機の時代を打破する真の思考のあり方を究明する。『アイデアのつくり方』の源となった先駆的名著、本邦初訳。（平石耕）

**ポパーとウィトゲンシュタインとのあいだで交わされた世上名高い10分間の大激論の謎**
デヴィッド・エドモンズ／ジョン・エーディナウ
二木麻里 訳
このすれ違いは避けられない運命だった？ 二人の思想の歩み、そして大激論の真相に、ウィーン学団の人間模様やヨーロッパの歴史的背景から迫る。

**言語・真理・論理**
A・J・エイヤー
吉田夏彦 訳
無意味な形而上学を追放し、〈分析的命題〉か〈経験的仮説〉のみを哲学的に有意義な命題として扱おう。初期論理実証主義の代表作。（青山拓央）

**大衆の反逆**
オルテガ・イ・ガセット
神吉敬三 訳
二〇世紀の初頭、《大衆》という現象の出現とその功罪を論じながら、自ら進んで困難に立ち向かう《真の貴族》という概念を対置した警世の書。

**近代世界の公共宗教**
ホセ・カサノヴァ
津城寛文 訳
一九八〇年代に顕著となった宗教の〈脱私事化〉。五つの事例をもとに近代における宗教の役割と世俗化の意味を再考する。宗教社会学の一大成果。

**死にいたる病**
S・キルケゴール
桝田啓三郎 訳
死にいたる病とは絶望であり、絶望を深く自覚し神の前に自己をすてる。実存的な思索の深まりをデンマーク語原著から訳出し、詳細な注を付す。

**ニーチェと悪循環**
ピエール・クロソウスキー
兼子正勝 訳
永劫回帰の啓示がニーチェに与えたものは、同一性の下に潜在する無数の強度の解放である。二十一世紀にあざやかに蘇る、逸脱のニーチェ論。

**世界制作の方法**
ネルソン・グッドマン
菅野盾樹 訳
世界は「ある」のではなく、「制作」されるのだ。芸術・科学・日常経験・知覚など、幅広い分野で徹底した思索を行ったアメリカ現代哲学の重要著作。

**新編 現代の君主**
アントニオ・グラムシ
上村忠男 編訳
労働運動を組織しイタリア共産党を指導したグラムシ。獄中で綴られたそのテキストから、いま読み直されるべき重要な29篇を選りすぐり注解する。

**孤島**
ジャン・グルニエ
井上究一郎 訳
「島」とは孤独な人間の謂。透徹した精神のもと、話者の綴る思念と経験が啓示を放つ。カミュが本書との出会いを回想した序文を付す。（松浦寿輝）

ちくま学芸文庫

# 引《ひ》き裂《さ》かれた自己《じこ》　狂気《きょうき》の現象学《げんしょうがく》


二〇一七年一月十日　第一刷発行
二〇二四年二月五日　第四刷発行

著　者　R・D・レイン
訳　者　天野衛（あまの・まもる）
発行者　喜入冬子
発行所　株式会社　筑摩書房
東京都台東区蔵前二―五―三　〒一一一―八七五五
電話番号　〇三―五六八七―二六〇一（代表）
装幀者　安野光雅
印刷所　中央精版印刷株式会社
製本所　中央精版印刷株式会社





ISBN978-4-480-09769-9 C0110